Sabors d'Índia 2023

Un llibre de cuina per als amants de la gastronomia índia

Aishwarya Singh

Resum

Pastissos de verdures 18
    Ingredients 18
    mètode 19

Mongetes Bhel germinades 20
    Ingredients 20
    Per a la decoració: 20
    mètode 21

Aloo Kachori 22
    Ingredients 22
    mètode 22

Dieta Dosa 24
    Ingredients 24
    mètode 24

Nutri roll 26
    Ingredients 26
    mètode 27

Sabudana Palak Doodhi Uttapam 28
    Ingredients 28
    mètode 29

Poha 30
    Ingredients 30
    mètode 31

Costella de verdures 32

- Ingredients 32
  - mètode 33
- Uppit de la soja 34
  - Ingredients 34
  - mètode 35
- Upma 36
  - Ingredients 36
  - mètode 37
- Upma fideus 38
  - Ingredients 38
  - mètode 39
- Llaç 40
  - Ingredients 40
  - mètode 41
- Dhokla instantània 42
  - Ingredients 42
  - mètode 43
- Dhal Maharani 44
  - Ingredients 44
  - mètode 45
- Milag Kuzhamb 46
  - Ingredients 46
  - mètode 47
- Dhal Hariyali 48
  - Ingredients 48
  - mètode 49
- Dhalcha 50

Ingredients 50
mètode 51
Tarkari Dhalcha 52
Ingredients 52
mètode 53
Dhokar Dhalna 54
Ingredients 54
mètode 55
Enganyat 56
Ingredients 56
mètode 56
Dolç Dhal 57
Ingredients 57
mètode 58
Dhal agredolç 59
Ingredients 59
mètode 60
Mung-ni-Dhal 61
Ingredients 61
mètode 62
Dhal amb ceba i coco 63
Ingredients 63
mètode 64
Dahi Kadhi 65
Ingredients 65
mètode 66
Dhal d'espinacs 67

Ingredients	67
mètode	68
Tawker Dhal	69
Ingredients	69
mètode	70
Dhal bàsic	71
Ingredients	71
mètode	72
Maa-ki-Dhal	73
Ingredients	73
mètode	74
Dhansak	75
Ingredients	75
Per a la barreja dhal:	75
mètode	76
Masoor Dhal	77
Ingredients	77
mètode	77
Panchemel Dhal	78
Ingredients	78
mètode	79
Cholar Dhal	80
Ingredients	80
mètode	81
Dilpas i Dhal	82
Ingredients	82
mètode	83

Dhal Masoor 84
    Ingredients 84
    mètode 85
Dhal amb albergínia 86
    Ingredients 86
    mètode 87
Dhal Tadka groc 88
    Ingredients 88
    mètode 89
Rasam 90
    Ingredients 90
    Per a la barreja d'espècies: 90
    mètode 91
Mung Dhal senzill 92
    Ingredients 92
    mètode 92
Mongeta mung verda sencera 93
    Ingredients 93
    mètode 94
Dahi Kadhi amb Pakoras 95
    Ingredients 95
    Per al caddie: 95
    mètode 96
Dhal de mango verd dolç 97
    Ingredients 97
    mètode 98
dhal malai 99

Ingredients 99

mètode 100

Sambhar 101

Ingredients 101

Per a la cobertura: 101

mètode 102

Ella en va donar tres 103

Ingredients 103

mètode 104

Methi-Drumstick Sambhar 105

Ingredients 105

mètode 106

Dhal Shorba 107

Ingredients 107

mètode 107

Mung deliciós 108

Ingredients 108

mètode 109

Masala Toor Dhal 110

Ingredients 110

mètode 111

Mung Dhal groc sec 112

Ingredients 112

mètode 112

Tota l'Oficina 113

Ingredients 113

mètode 114

Dhal Fry 115
    Ingredients 115
    mètode 116
Dosa instantània 117
    Ingredients 117
    mètode 118
Rotllet de moniato 119
    Ingredients 119
    mètode 119
Pancake de patata 120
    Ingredients 120
    mètode 121
Murgh Malai Kebab 122
    Ingredients 122
    mètode 123
Keema Puffs 124
    Ingredients 124
    mètode 125
Pakoda d'ou 127
    Ingredients 127
    mètode 128
Una dosi d'ous 129
    Ingredients 129
    mètode 130
Khasta Kachori 131
    Ingredients 131
    mètode 132

Dhokla de pols mixt 133
    Ingredients 133
    mètode 134
Frankie 135
    Ingredients 135
    mètode 136
Besan & Cheese Delight 137
    Ingredients 137
    Per a la barreja de besanes: 137
    mètode 138
Xile Idli 139
    Ingredients 139
    mètode 139
Canapés amb espinacs 140
    Ingredients 140
    mètode 141
Paushtik Chaat 142
    Ingredients 142
    mètode 143
Rotllet de col 144
    Ingredients 144
    mètode 145
Pa amb tomàquet 146
    Ingredients 146
    mètode 146
Mandonguilles de blat de moro i formatge 147
    Ingredients 147

- mètode 147
- Corn Flakes Chivda 148
  - Ingredients 148
  - mètode 149
- Rotllet de nous 150
  - Ingredients 150
  - mètode 151
- Col rizada amb carn picada 152
  - Ingredients 152
  - mètode 153
- Pav Bhaji 154
  - Ingredients 154
  - mètode 155
- Costella de soja 156
  - Ingredients 156
  - mètode 156
- Blat de moro Bhel 158
  - Ingredients 158
  - mètode 158
- Methi Gota 159
  - Ingredients 159
  - mètode 160
- Idli 161
  - Ingredients 161
  - mètode 161
- Idli Plus 162
  - Ingredients 162

- mètode 163
- Entrepà de Masala 164
  - Ingredients 164
  - mètode 165
- Kebab amb menta 166
  - Ingredients 166
  - mètode 166
- Verdures Sevia Upma 167
  - Ingredients 167
  - mètode 168
- Bhel 169
  - Ingredients 169
  - mètode 169
- Sabudana Khichdi 170
  - Ingredients 170
  - mètode 171
- Un simple dhokla 172
  - Ingredients 172
  - mètode 173
- Patates Jaldi 174
  - Ingredients 174
  - mètode 174
- Dhokla taronja 175
  - Ingredients 175
  - mètode 176
- Col Muthia 177
  - Ingredients 177

mètode 178
Rava Dhokla 179
    Ingredients 179
    mètode 179
Chapatti Upma 180
    Ingredients 180
    mètode 181
Mung Dhokla 182
    Ingredients 182
    mètode 182
Costella de carn de Mughlai 183
    Ingredients 183
    mètode 184
Masala Go 185
    Ingredients 185
    mètode 185
Chivda de col 186
    Ingredients 186
    mètode 187
Pa de Besan Bhajji 188
    Ingredients 188
    mètode 188
Methi Seekh Kebab 189
    Ingredients 189
    mètode 189
Jhinga Hariyali 190
    Ingredients 190

mètode 191
Methi Adai 192
    Ingredients 192
    mètode 193
Pèsols xaat 194
    Ingredients 194
    mètode 194
Shingada 195
    Ingredients 195
    Per a la pastisseria: 195
    mètode 196
Ceba Bhajia 197
    Ingredients 197
    mètode 197
Bagani Murgh 198
    Ingredients 198
    Per a la marinada: 198
    mètode 199
Tikki de patata 200
    Ingredients 200
    mètode 201
Batata Go 202
    Ingredients 202
    mètode 203
Mini kebab de pollastre 204
    Ingredients 204
    mètode 204

Lents Rissol 205
    Ingredients 205
    mètode 206
Poha nutritiu 207
    Ingredients 207
    mètode 207
Mongetes comunes 208
    Ingredients 208
    mètode 209
Chutney Pakoda de pa 210
    Ingredients 210
    mètode 210
Methi Khakra Delicia 211
    Ingredients 211
    mètode 211
Costella verda 212
    Ingredients 212
    mètode 213
Handvo 214
    Ingredients 214
    mètode 215
Ghugra 216
    Ingredients 216
    mètode 216
Kebab de plàtan 218
    Ingredients 218
    mètode 218

Pastissos de verdures

per 12

Ingredients

2 cullerades de pols d'arret

4-5 patates grans, bullides i ratllades

1 cullerada d'oli vegetal refinat més un additiu per fregir

125 g / 4½ oz de Besan*

25 g de coco fresc ratllat

4-5 anacards

3-4 panses

125 g de pèsols congelats bullits

2 culleradetes de llavors de magrana seques

2 culleradetes de coriandre mòlt gruixut

1 culleradeta de llavors de fonoll

½ culleradeta de pebre negre mòlt

½ culleradeta de xili en pols

1 culleradeta d'amchoor*

½ culleradeta de sal gruixuda

Afegiu sal al gust

mètode

- Barregeu l'arrel d'arrel, les patates i 1 cullerada d'oli. Deixar de banda.

- Per al farcit, barregeu la resta d'ingredients, excepte l'oli.

- Dividiu la barreja de patates en mandonguilles rodones. Poseu una cullerada de farcit al centre de cada tartaleta. Tanqueu-los com una bossa i aplaneu-los.

- Escalfeu l'oli restant en una cassola. Fregiu les mandonguilles a foc lent fins que estiguin daurades. Servir calent.

Mongetes Bhel germinades

(Aperitiu salat amb mongetes germinades)

Per a 4 persones

Ingredients

100 g de mongetes mung germinades, cuites

250 g de kaala chana*, cuit

3 patates grans, bullides i picades

2 tomàquets grans, ben picats

1 ceba mitjana, picada

Afegiu sal al gust

Per a la decoració:

2 cullerades d'ajvar de menta

2 cullerades de chutney de mango picant i dolç

4-5 cullerades de iogurt

100 g de patates fregides, puré

10 g de fulles de coriandre picades

mètode

- Barregeu tots els ingredients excepte els ingredients de la guarnició.
- Decoreu-ho en ordre segons els ingredients es mostren. Serviu immediatament.

Aloo Kachori

(boleta de patates fregides)

pel dia 15

Ingredients

350 g de farina integral

1 cullerada d'oli vegetal refinat més un additiu per fregir

1 culleradeta de llavors d'ajowan

Afegiu sal al gust

5 patates, bullides i triturades

2 culleradetes de xili en pols

1 cullerada de fulles de coriandre picades

mètode

- Barrejar farina, 1 cullerada d'oli, llavors d'ajowan i sal. Dividir en boles de la mida d'una llima. Aplaneu cadascuna amb els palmells de les mans i reserveu-les.
- Barregeu les patates, el xili en pols, les fulles de coriandre i una mica de sal.
- Col·loqueu una part d'aquesta barreja al centre de cada tartaleta. Tanqueu pessigant les vores.

- Escalfeu l'oli en una paella antiadherent. Fregiu els kachoris a foc mitjà fins que estiguin daurats. Escórrer i servir calent.

Dieta Dosa

(pancake de dieta)

per 12

Ingredients

300 g / 10 oz de mung dhal*, submergit en 250 ml d'aigua durant 3-4 hores

3-4 pebrots verds

Arrel de gingebre de 2,5 cm

100 g de sèmola

1 cullerada de crema agra

50 g de fulles de coriandre picades

6 fulles de curri

Oli vegetal refinat per a la lubricació

Afegiu sal al gust

mètode

- Barregeu el dhal amb bitxos verds i gingebre. Tritureu junts.
- Afegiu sèmola i crema agra. Barrejar bé. Afegiu fulles de coriandre, fulles de curri i prou aigua per fer una massa espessa.

- Unteu una paella plana i escalfeu-la. Aboqueu-hi 2 cullerades de massa i repartiu-ho amb el dors d'una cullera. Coure durant 3 minuts a foc lent. Gira i repeteix.
- Repetiu per a la massa restant. Servir calent.

Nutri roll

Fa 8-10

Ingredients

200 g d'espinacs, ben picats

1 pastanaga, picada finament

125 g de pèsols congelats

50 g de mongetes mung germinades

3-4 patates grans bullides i puré

2 cebes grans ben picades

½ culleradeta de pasta de gingebre

½ culleradeta de pasta d'all

1 bitxo verd, picat finament

½ culleradeta d'amchoor*

Afegiu sal al gust

½ culleradeta de xili en pols

3 cullerades de fulles de coriandre ben picades

Oli vegetal refinat per fregir poc profund

8-10 xapatis

2 cullerades de chutney de mango picant i dolç

mètode

- Cuina al vapor els espinacs, les pastanagues, els pèsols i les mongetes.
- Barregeu les verdures al vapor amb patates, ceba, pasta de gingebre, pasta d'all, bitxo verd, amchoor, sal, bitxo en pols i fulles de coriandre. Barrejar bé per obtenir una mescla homogènia.
- Doneu forma a la barreja en petites patates.
- Escalfeu l'oli en una olla. Fregiu les costelles a foc mitjà fins que estiguin daurades. Escórrer i reservar.
- Repartiu el chutney de mango càlid i dolç sobre el xapatti. Poseu una costella al mig i enrotlleu el xapatti.
- Repetiu per a tots els xapatis. Servir calent.

Sabudana Palak Doodhi Uttapam

(Creps de sagú, espinacs i carbassa en ampolla)

Per 20

Ingredients

1 culleradeta de toor dhal*

1 culleradeta de mung dhal*

1 culleradeta de mongetes urad*

1 culleradeta de masoor dhal*

3 culleradetes d'arròs

100 g de sagú mòlt gruixut

50 g d'espinacs al vapor i picats

¼ d'ampolla de carbassa*, ratllat

125 g / 4½ oz de Besan*

½ culleradeta de comí mòlt

1 culleradeta de fulles de menta ben picades

1 bitxo verd, picat finament

½ culleradeta de pasta de gingebre

Afegiu sal al gust

100 ml / 3½ fl oz d'aigua

Oli vegetal refinat per fregir

mètode

- Titureu junts toor dhal, mung dhal, mongetes urad, masoor dhal i arròs. Deixar de banda.
- Remullar el sagú durant 3-5 minuts. Escorreu completament.
- Barrejar amb arròs mòlt i barreja dhal.
- Afegiu espinacs, carbassa d'ampolla, besan, comí mòlt, fulles de menta, xili verd, pasta de gingebre, sal i prou aigua per fer una massa espessa. Deixar de banda durant 30 minuts.
- Unteu la paella i escalfeu-la. Aboqueu 1 cullerada de massa a la paella i repartiu-la amb el dors d'una cullera.
- Tapar i coure a foc mitjà fins que el fons sigui marró clar. Gira i repeteix.
- Repetiu per a la massa restant. Serviu calent amb salsa de tomàquet o ajvar de coco verd

Poha

Per a 4 persones

Ingredients

150 g de farina*

1 ½ cullerades d'oli vegetal refinat

½ culleradeta de llavors de comí

½ culleradeta de llavors de mostassa

1 patata gran, picada finament

2 cebes grans, tallades a rodanxes fines

5-6 pebrots verds, ben picats

8 fulles de curri, tallades a trossos

¼ culleradeta de cúrcuma

45 g de cacauets fregits (opcional)

25 g / 1 unça de coco fresc, ratllat o raspat

10 g de fulles de coriandre ben picades

1 culleradeta de suc de llimona

Afegiu sal al gust

mètode

- Rentar bé el poha. Escorreu l'aigua completament i poseu el poha en un colador durant 15 minuts.
- Afluixeu suaument els grumolls de poha amb els dits. Deixar de banda.
- Escalfeu l'oli en una olla. Afegiu-hi el comí i les llavors de mostassa. Deixeu-los pop durant 15 segons.
- Afegiu-hi les patates picades. Sofregiu en una paella a foc mitjà durant 2-3 minuts. Afegiu les cebes, els xiles verds, les fulles de curri i la cúrcuma. Cuini fins que la ceba es torni translúcida. Retirar del foc.
- Afegiu poha, cacauets fregits i la meitat de les fulles de coco i coriandre ratllades. Comenceu a barrejar bé.
- Espolvorear amb suc de llimona i sal. Cuini a foc lent durant 4-5 minuts.
- Decoreu amb les fulles de coco restants i el coriandre. Servir calent.

Costella de verdures

Fa 10-12

Ingredients

2 cebes ben picades

5 grans d'all

¼ culleradeta de llavors de fonoll

2-3 pebrots verds

10 g de fulles de coriandre ben picades

2 pastanagues grans, ben picades

1 patata gran, picada finament

1 remolatxa petita, picada finament

50 g de mongetes ben picades

50 g de pèsols

900 ml / 1½ litres d'aigua

Afegiu sal al gust

¼ culleradeta de cúrcuma

2-3 cullerades de besan*

1 cullerada d'oli vegetal refinat més un additiu per fregir

50 g de pa ratllat

mètode

- Tritureu 1 ceba, l'all, les llavors de fonoll, els bitxos verds i les fulles de coriandre fins a obtenir una pasta llisa. Deixar de banda.
- Barregeu pastanagues, patates, remolatxa, mongetes verdes i pèsols en una olla. Afegiu-hi 500 ml d'aigua, sal i cúrcuma i deixeu-ho coure a foc mitjà fins que les verdures estiguin toves.
- Tritureu bé les verdures i reserveu-les.
- Barregeu el besan i l'aigua restant per fer una massa llisa. Deixar de banda.
- Escalfeu 1 cullerada d'oli en una olla. Afegiu la ceba restant i sofregiu-ho fins que estigui translúcid.
- Afegiu-hi la pasta de ceba i all i sofregiu-ho un minut a foc mitjà, sense parar de remenar.
- Afegiu-hi el puré de verdures i barregeu-ho bé.
- Retirar del foc i deixar refredar.
- Dividiu aquesta barreja en 10-12 boles. Aplanar entre les palmes per fer mandonguilles.
- Submergeix les mandonguilles a la massa i enrotlla-les amb el pa ratllat.
- Escalfeu l'oli en una paella antiadherent. Fregiu les mandonguilles fins que estiguin daurades pels dos costats.
- Serviu calent amb salsa de tomàquet.

Uppit de la soja

(aperitius de soja)

Per a 4 persones

Ingredients

1 ½ cullerades d'oli vegetal refinat

½ culleradeta de llavors de mostassa

2 pebrots verds, ben picats

2 pebrots vermells, picats finament

Un polsim d'asafètida

1 ceba gran picada finament

Arrel de gingebre de 2,5 cm, tallada en juliana

10 grans d'all, ben picats

6 fulles de curri

100 g de farina de soja*, torrat en sec

100 g de sèmola torrada en sec

200 g de pèsols

500 ml d'aigua tèbia

¼ culleradeta de cúrcuma

1 culleradeta de sucre

1 culleradeta de sal

1 tomàquet gran, picat finament

2 cullerades de fulles de coriandre ben picades

15 panses

10 anacards

mètode

- Escalfeu l'oli en una olla. Afegiu llavors de mostassa. Deixeu-los pop durant 15 segons.
- Afegiu-hi bitxos verds, bitxos vermells, asafètida, ceba, gingebre, all i fulles de curri. Fregiu a foc mitjà durant 3-4 minuts, remenant amb freqüència.
- Afegiu-hi gra de soja, sèmola i pèsols. Cuini fins que els dos tipus de sèmola estiguin daurades.
- Afegiu aigua calenta, cúrcuma, sucre i sal. Cuini a foc mitjà fins que s'assequi l'aigua.
- Decoreu amb tomàquets, fulles de coriandre, panses i anacards.
- Servir calent.

Upma

(plat d'esmorzar de sèmola)

Per a 4 persones

Ingredients

1 cullerada de mantega clarificada

150 g de sèmola

1 cullerada d'oli vegetal refinat

¼ de culleradeta de llavors de mostassa

1 culleradeta d'urad dhal*

3 pebrots verds, tallats al llarg

8-10 fulles de curri

1 ceba mitjana, picada finament

1 tomàquet de mida mitjana, tallat finament

750 ml / 1¼ litres d'aigua

1 culleradeta de sucre per sobre

Afegiu sal al gust

50 g de pèsols en conserva (opcional)

25 g de fulles de coriandre escasses, ben picades

mètode

- Escalfeu la mantega clarificada en una paella antiadherent. Afegiu-hi la sèmola i fregiu, remenant sovint, fins que la sèmola estigui daurada. Deixar de banda.
- Escalfeu l'oli en una olla. Afegiu llavors de mostassa, urad dhal, bitxos verds i fulles de curri. Fregiu fins que l'urad dhal es torni daurat.
- Afegiu la ceba i sofregiu-ho a foc lent fins que estigui translúcid. Afegiu-hi el tomàquet i deixeu-ho coure uns 3-4 minuts més.
- Afegir aigua i barrejar bé. Cuini a foc mitjà fins que la barreja comenci a bullir. Barrejar bé.
- Afegiu el sucre, la sal, la sèmola i els pèsols. Barrejar bé.
- Coure durant 2-3 minuts, remenant constantment.
- Decoreu amb fulles de coriandre. Servir calent.

Upma fideus

(mandonguilles amb ceba)

Per a 4 persones

Ingredients

3 cullerades d'oli vegetal refinat

1 culleradeta de mung dhal*

1 culleradeta d'urad dhal*

¼ de culleradeta de llavors de mostassa

8 fulles de curri

10 cacauets

10 anacards

1 patata mitjana, picada finament

1 pastanaga gran, picada finament

2 pebrots verds, ben picats

1 cm d'arrel de gingebre ben picada

1 ceba gran picada finament

1 tomàquet, picat finament

50 g de pèsols congelats

Afegiu sal al gust

1 litre / 1¾ pinta d'aigua

200 g de fideus

2 cullerades de mantega clarificada

mètode

- Escalfeu l'oli en una olla. Afegiu mung dhal, urad dhal, llavors de mostassa i fulles de curri. Deixeu-los pop durant 30 segons.
- Afegiu cacauets i anacards. Fregir a foc mitjà fins que estigui daurat.
- Afegiu les patates i les pastanagues. Fregir durant 4-5 minuts.
- Afegiu el xile, el gingebre, la ceba, el tomàquet, els pèsols i la sal. Coure a foc mitjà, remenant sovint, fins que les verdures estiguin tendres.
- Afegiu-hi aigua i deixeu-ho bullir. Barrejar bé.
- Afegiu-hi els fideixos, remenant constantment per evitar que es formin grumolls.
- Cobrir amb una tapa i coure a foc lent durant 5-6 minuts.
- Afegiu-hi la mantega clarificada i barregeu-ho bé. Servir calent.

Llaç

(bistec de patata)

per 10

Ingredients

5 cullerades d'oli vegetal refinat més extra per fregir

½ culleradeta de llavors de mostassa

Arrel de gingebre de 2,5 mm, ben picada

2 pebrots verds, ben picats

50 g de fulles de coriandre ben picades

1 ceba gran picada finament

4 patates de mida mitjana, bullides i triturades

1 pastanaga gran, picada finament i cuita

125 g de pèsols en conserva

Un polsim de cúrcuma

Afegiu sal al gust

1 culleradeta de suc de llimona

250 g / 9 oz de besana*

200 ml / 7 fl oz d'aigua

½ culleradeta de llevat en pols

mètode

- Escalfeu 4 cullerades d'oli en una cassola. Afegiu llavors de mostassa, gingebre, bitxos verds, fulles de coriandre i ceba. Fregiu a foc mitjà, remenant de tant en tant, fins que la ceba estigui daurada.
- Afegiu les patates, les pastanagues, els pèsols, la cúrcuma i la sal. Coure durant 5-6 minuts, remenant de tant en tant.
- Espolvorear amb suc de llimona i dividir la barreja en 10 boles. Deixar de banda.
- Barregeu la salsa, l'aigua i el llevat amb 1 cullerada d'oli per fer una massa.
- Escalfeu l'oli en una olla. Submergeix cada bola de patata a la massa i fregim a foc mitjà fins que estiguin daurades.
- Servir calent.

Dhokla instantània

(quiche instantània al vapor)

Fa 15-20

Ingredients

250 g / 9 oz de besana*

1 culleradeta de sal

2 cullerades de sucre

2 cullerades d'oli vegetal refinat

½ cullerada de suc de llimona

240 ml / 8 fl oz d'aigua

1 cullerada de llevat en pols

1 culleradeta de llavors de mostassa

2 pebrots verds, tallats al llarg

Unes quantes fulles de curri

1 cullerada d'aigua

2 cullerades de fulles de coriandre ben picades

1 cullerada de coco fresc, ratllat

mètode

- Barregeu la besana, la sal, el sucre, 1 cullerada d'oli, el suc de llimona i l'aigua per fer una massa llisa.
- Untem un motlle rodó de 20 cm de diàmetre.
- Afegiu llevat a la massa. Barregeu bé i aboqueu-ho immediatament en una paella untada. Coeu al vapor durant 20 minuts.
- Punxeu amb una forquilla per comprovar que està fet. Si una forquilla no surt neta, torneu a coure al vapor durant 5-10 minuts. Deixar de banda.
- Escalfeu l'oli restant en una cassola. Afegiu llavors de mostassa. Deixeu-los pop durant 15 segons.
- Afegiu bitxos verds, fulles de curri i aigua. Sofregiu durant 2 minuts.
- Aboqueu aquesta barreja sobre el dhokla i deixeu que absorbeixi el líquid.
- Decoreu amb fulles de coriandre i coco ratllat.
- Talleu-los a quadrats i serviu-los amb chutney de menta

Dhal Maharani

(Llenties negres i mongetes vermelles)

Per a 4 persones

Ingredients

150 g d'urad dhal*

2 cullerades de mongetes pintos

1,4 litres / 2½ litres d'aigua

Afegiu sal al gust

1 cullerada d'oli vegetal refinat

½ culleradeta de llavors de comí

1 ceba gran picada finament

3 tomàquets de mida mitjana, picats

1 culleradeta de pasta de gingebre

½ culleradeta de pasta d'all

½ culleradeta de xili en pols

½ culleradeta de garam masala

120 ml / 4 fl oz de crema fresca d'un sol ús

mètode

- Remullar l'urad dhal i les mongetes vermelles junts durant la nit. Escórrer i coure junts en una olla amb aigua i sal durant 1 hora a foc mitjà. Deixar de banda.
- Escalfeu l'oli en una olla. Afegiu llavors de comí. Deixeu-los pop durant 15 segons.
- Afegiu la ceba i sofregiu-la a foc mitjà fins que estigui daurada.
- Afegiu-hi els tomàquets. Barrejar bé. Afegiu la pasta de gingebre i la pasta d'all. Fregir durant 5 minuts.
- Afegiu la barreja de dhal i mongetes cuites, el xili en pols i el garam masala. Barrejar bé.
- Afegir nata. Coure durant 5 minuts, remenant sovint.
- Serviu calent amb naan o arròs al vapor

Milag Kuzhamb

(Gram vermell triturat en salsa de pebre)

Per a 4 persones

Ingredients

2 culleradetes de mantega clarificada

2 culleradetes de llavors de coriandre

1 cullerada de pasta de tamarind

1 culleradeta de pebre negre mòlt

¼ de culleradeta d'asafètida

Afegiu sal al gust

1 cullerada de dhal*, cuit

1 litre / 1¾ pinta d'aigua

¼ de culleradeta de llavors de mostassa

1 bitxo verd, picat

¼ culleradeta de cúrcuma

10 fulles de curri

mètode

- Escalfeu unes gotes de mantega clarificada en una olla. Afegiu les llavors de coriandre i sofregiu-ho a foc mitjà durant 2 minuts. Refredar i triturar.
- Barrejar amb pasta de tamarind, pebre, asafètida, sal i dhala en una olla gran.
- Afegiu aigua. Barregeu-ho bé i deixeu-ho bullir a foc mitjà. Deixar de banda.
- Escalfeu la mantega clarificada restant en una cassola. Afegiu llavors de mostassa, bitxos verds, cúrcuma i fulles de curri. Deixeu-los pop durant 15 segons.
- Afegiu això al dhal. Servir calent.

Dhal Hariyali

(hortalisses de fulla amb gram de bengala)

Per a 4 persones

Ingredients

300 g / 10 oz toor dhal*

1,4 litres / 2½ litres d'aigua

Afegiu sal al gust

2 cullerades de mantega clarificada

1 culleradeta de llavors de comí

1 ceba picada finament

½ culleradeta de pasta de gingebre

½ culleradeta de pasta d'all

½ culleradeta de cúrcuma

50 g d'espinacs picats

10 g de fulles de fenogrec, ben picades

25 g / 1 unça de fulles de coriandre escasses

mètode

- Cuini el dhal amb aigua i sal en una olla durant 45 minuts, remenant sovint. Deixar de banda.
- Escalfeu la mantega clarificada en una cassola. Afegiu llavors de comí, ceba, pasta de gingebre, pasta d'all i cúrcuma. Fregir durant 2 minuts a foc lent, remenant constantment.
- Afegiu els espinacs, les fulles de fenogrec i les fulles de coriandre. Barrejar bé i coure a foc lent durant 5-7 minuts.
- Serviu calent amb arròs cuit

Dhalcha

(Gram de Bengala amb xai)

Per a 4 persones

Ingredients

150 g de chana dhal*

150 g / 5½ oz toor dala*

2,8 litres / 5 pintes d'aigua

Afegiu sal al gust

2 cullerades de pasta de tamarind

2 cullerades d'oli vegetal refinat

4 cebes grans, picades

5 cm d'arrel de gingebre ratllada

10 grans d'all triturats

750 g de xai mòlt

1,4 litres / 2½ litres d'aigua

3-4 tomàquets, picats

1 culleradeta de xili en pols

1 culleradeta de cúrcuma

1 culleradeta de garam masala

20 fulles de curri

25 g de fulles de coriandre escasses, ben picades

mètode

- Cuini el dal amb aigua i sal durant 1 hora a foc mitjà. Afegiu la pasta de tamarind i tritureu bé. Deixar de banda.
- Escalfeu l'oli en una olla. Afegiu la ceba, el gingebre i l'all. Fregir a foc mitjà fins que estigui daurat. Afegiu el xai i remeneu constantment fins que estigui daurat.
- Afegir aigua i coure a foc lent fins que el xai estigui tendre.
- Afegiu els tomàquets, el xili en pols, la cúrcuma i la sal. Barrejar bé. Cuini durant 7 minuts més.
- Afegiu dhal, garam masala i fulles de curri. Barrejar bé. Bullir durant 4-5 minuts.
- Decoreu amb fulles de coriandre. Servir calent.

Tarkari Dhalcha

(gram de bengala dividit amb verdures)

Per a 4 persones

Ingredients

150 g de chana dhal*

150 g / 5½ oz toor dala*

Afegiu sal al gust

3 litres / 5¼ pintes d'aigua

10 g de fulles de menta

10 g de fulles de coriandre

2 cullerades d'oli vegetal refinat

½ culleradeta de llavors de mostassa

½ culleradeta de llavors de comí

Un polsim de llavors de fenogrec

Un polsim de llavors de kalonji*

2 xiles vermells secs

10 fulles de curri

½ culleradeta de pasta de gingebre

½ culleradeta de pasta d'all

½ culleradeta de cúrcuma

1 culleradeta de xili en pols

1 culleradeta de pasta de tamarind

500 g / 1 lb 2 oz de carbassa, tallada a daus fins

mètode

- Cuini els dos dhals amb sal, 2,5 litres / 4 litres d'aigua i la meitat de la menta i el coriandre en una olla a foc mitjà durant 1 hora. Tritureu fins a obtenir una pasta espessa. Deixar de banda.
- Escalfeu l'oli en una olla. Afegiu mostassa, comí, fenogrec i llavors de kalonji. Deixeu-los pop durant 15 segons.
- Afegiu el xili vermell i les fulles de curri. Fregir a foc mitjà durant 15 segons.
- Afegiu la pasta dhal, la pasta de gingebre, la pasta d'all, la cúrcuma, el xili en pols i la pasta de tamarind. Barrejar bé. Coure a foc mitjà, remenant sovint, durant 10 minuts.
- Afegiu l'aigua restant i la carbassa. Saltejar fins que la carbassa estigui cuita.
- Afegiu-hi la resta de fulles de menta i coriandre. Coure durant 3-4 minuts.
- Servir calent.

Dhokar Dhalna

(Dhal de curry fregit)

Per a 4 persones

Ingredients

600 g / 1 lb 5 oz chana dhal*, remull durant la nit

120 ml d'aigua

Afegiu sal al gust

4 cullerades d'oli vegetal refinat més extra per fregir

3 pebrots verds, picats

½ culleradeta d'asafètida

2 cebes grans ben picades

1 fulla de llorer

1 culleradeta de pasta de gingebre

1 culleradeta de pasta d'all

1 culleradeta de xili en pols

¾ culleradeta de cúrcuma

1 culleradeta de garam masala

1 cullerada de fulles de coriandre ben picades

mètode

- Tritureu el dhal amb aigua i una mica de sal fins a obtenir una pasta espessa. Deixar de banda.
- Escalfeu 1 cullerada d'oli en una olla. Afegiu-hi els pebrots verds i l'asafètida. Deixeu-los pop durant 15 segons. Barregeu la massa dhal i una mica de sal. Barrejar bé.
- Repartiu aquesta barreja en una safata de forn perquè es refredi. Talleu a trossos de 2,5 cm.
- Escalfeu l'oli per fregir en una olla. Fregiu els trossos fins que estiguin daurats. Deixar de banda.
- Escalfeu 2 cullerades d'oli en una cassola. Fregiu la ceba fins que estigui daurada. Tritureu-los fins a obtenir una pasta i reserveu-los.
- Escalfeu la resta d'1 cullerada d'oli en una cassola. Afegiu fulla de llorer, trossos dhal fregits, pasta de ceba fregida, pasta de gingebre, pasta d'all, xile en pols, cúrcuma i garam masala. Afegiu aigua suficient per cobrir les peces dhal. Barrejar bé i coure a foc lent durant 7-8 minuts.
- Decoreu amb fulles de coriandre. Servir calent.

Enganyat

(Divisió simple de Gram Dhal vermell)

Per a 4 persones

Ingredients

300 g / 10 oz toor dhal*

2,4 litres / 4 pintes d'aigua

¼ de culleradeta d'asafètida

½ culleradeta de cúrcuma

Afegiu sal al gust

mètode

- Cuini tots els ingredients en una olla durant aproximadament 1 hora a foc mitjà.
- Serviu calent amb arròs cuit

Dolç Dhal

(Sweet Split Red Gram)

Per a 4-6 persones

Ingredients

300 g / 10 oz toor dhal*

2,5 litres / 4 pintes d'aigua

Afegiu sal al gust

¼ culleradeta de cúrcuma

Un bon polsim d'asafètida

½ culleradeta de xili en pols

Un tros de 5 cm de jaggery*

2 culleradetes d'oli vegetal refinat

¼ culleradeta de llavors de comí

¼ de culleradeta de llavors de mostassa

2 xiles vermells secs

1 cullerada de fulles de coriandre ben picades

mètode

- Rentar i coure toor dhal amb aigua i sal en una olla a foc lent durant 1 hora.
- Afegiu-hi la cúrcuma, l'asafètida, el xili en pols i el jaggery. Coure durant 5 minuts. Barrejar bé. Deixar de banda.
- Escalfeu l'oli en una olla petita. Afegiu llavors de comí, llavors de mostassa i xiles vermells secs. Deixeu-los pop durant 15 segons.
- Abocar al dhal i barrejar bé.
- Decoreu amb fulles de coriandre. Servir calent.

Dhal agredolç

(Gram vermell dividit en agredolç)

Per a 4-6 persones

Ingredients

300 g / 10 oz toor dhal*

2,4 litres / 4 pintes d'aigua

Afegiu sal al gust

¼ culleradeta de cúrcuma

¼ de culleradeta d'asafètida

1 culleradeta de pasta de tamarind

1 culleradeta de sucre

2 culleradetes d'oli vegetal refinat

½ culleradeta de llavors de mostassa

2 pebrots verds

8 fulles de curri

1 cullerada de fulles de coriandre ben picades

mètode

- Cuini el toor dhal en una olla amb aigua i sal a foc mitjà durant 1 hora.
- Afegiu la cúrcuma, l'asafètida, la pasta de tamarind i el sucre. Coure durant 5 minuts. Deixar de banda.
- Escalfeu l'oli en una olla petita. Afegiu llavors de mostassa, bitxos verds i fulles de curri. Deixeu-los pop durant 15 segons.
- Aboqui aquest apòsit al dhal.
- Decoreu amb fulles de coriandre.
- Serviu calent amb arròs bullit o xapatti

Mung-ni-Dhal

(gram verd dividit)

Per a 4 persones

Ingredients

300 g / 10 oz de mung dhal*

1,9 litres / 3½ litres d'aigua

Afegiu sal al gust

¼ culleradeta de cúrcuma

½ culleradeta de pasta de gingebre

1 bitxo verd, picat finament

¼ culleradeta de sucre

1 cullerada de mantega clarificada

½ culleradeta de llavors de sèsam

1 ceba petita picada

1 gra d'all picat

mètode

- Cuini el mung dhal amb aigua i sal en una olla a foc mitjà durant 30 minuts.
- Afegiu la cúrcuma, la pasta de gingebre, els bitxos verds i el sucre. Barrejar bé.
- Afegiu 120 ml d'aigua si el dhal està sec. Cuini a foc lent durant 2-3 minuts i reserveu.
- Escalfeu la mantega clarificada en una cassola petita. Afegiu llavors de sèsam, ceba i all. Fregiu-los durant 1 minut, remenant constantment.
- Afegiu això al dhal. Servir calent.

Dhal amb ceba i coco

(Gram vermell triturat amb ceba i coco)

Per a 4-6 persones

Ingredients

300 g / 10 oz toor dhal*

2,8 litres / 5 pintes d'aigua

2 pebrots verds, picats

1 ceba petita picada

Afegiu sal al gust

¼ culleradeta de cúrcuma

1 ½ culleradeta d'oli vegetal

½ culleradeta de llavors de mostassa

1 cullerada de fulles de coriandre ben picades

50 g de coco fresc ratllat

mètode

- Cuini el toor dhal amb aigua, pebrots verds, ceba, sal i cúrcuma en una olla a foc mitjà durant 1 hora. Deixar de banda.
- Escalfeu l'oli en una olla. Afegiu llavors de mostassa. Deixeu-los pop durant 15 segons.
- Abocar al dhal i barrejar bé.
- Decoreu amb fulles de coriandre i coco. Servir calent.

Dahi Kadhi

(curri a base de iogurt)

Per a 4 persones

Ingredients

1 cullerada de besana*

250 g de iogurt

750 ml / 1¼ litres d'aigua

2 culleradetes de sucre

Afegiu sal al gust

½ culleradeta de pasta de gingebre

1 cullerada d'oli vegetal refinat

¼ de culleradeta de llavors de mostassa

¼ culleradeta de llavors de comí

¼ de culleradeta de llavors de fenogrec

8 fulles de curri

10 g de fulles de coriandre ben picades

mètode

- Barregeu el besan amb el iogurt, l'aigua, el sucre, la sal i la pasta de gingebre en una olla gran. Barregeu bé perquè no es formin grumolls.
- Cuini la barreja a foc mitjà fins que comenci a espessir, remenant sovint. Escalfar a ebullició. Deixar de banda.
- Escalfeu l'oli en una olla. Afegiu llavors de mostassa, llavors de comí, llavors de fenogrec i fulles de curri. Deixeu-los pop durant 15 segons.
- Aboqueu aquest oli sobre la barreja de besanes.
- Decoreu amb fulles de coriandre. Servir calent.

Dhal d'espinacs

(Espinacs amb gram verd trencat)

Per a 4 persones

Ingredients

300 g / 10 oz de mung dhal*

1,9 litres / 3½ litres d'aigua

Afegiu sal al gust

1 ceba gran, picada

6 grans d'all, picats

¼ culleradeta de cúrcuma

100 g d'espinacs picats

½ culleradeta d'amchoor*

Una mica de garam masala

½ culleradeta de pasta de gingebre

1 cullerada d'oli vegetal refinat

1 culleradeta de llavors de comí

2 cullerades de fulles de coriandre ben picades

mètode

- Cuini el dhal amb aigua i sal en una olla a foc mitjà durant 30-40 minuts.
- Afegiu la ceba i l'all. Coure durant 7 minuts.
- Afegiu cúrcuma, espinacs, amchoor, garam masala i pasta de gingebre. Barrejar bé.
- Sofregiu fins que el dhal estigui suau i totes les espècies estiguin infusionades. Deixar de banda.
- Escalfeu l'oli en una olla. Afegiu llavors de comí. Deixeu-los pop durant 15 segons.
- Aboqui-ho sobre el dhal.
- Decoreu amb fulles de coriandre. Servir calent

Tawker Dhal

(Llenties vermelles amb mango verd)

Per a 4 persones

Ingredients

300 g / 10 oz toor dhal*

2,4 litres / 4 pintes d'aigua

1 mango verd, sense pinyol i tallat a quarts

½ culleradeta de cúrcuma

4 pebrots verds

Afegiu sal al gust

2 culleradetes d'oli de mostassa

½ culleradeta de llavors de mostassa

1 cullerada de fulles de coriandre ben picades

mètode

- Cuini el dhal amb aigua, trossos de mango, cúrcuma, bitxo verd i sal durant una hora. Deixar de banda.
- Escalfeu oli en una olla i afegiu-hi llavors de mostassa. Deixeu-los pop durant 15 segons.
- Afegiu això al dhal. Cuini a foc lent fins que espesseixi.
- Decoreu amb fulles de coriandre. Serviu calent amb arròs bullit

Dhal bàsic

(Part Red Gram amb tomàquet)

Per a 4 persones

Ingredients

300 g / 10 oz toor dhal*

1,2 litres / 2 pintes d'aigua

Afegiu sal al gust

¼ culleradeta de cúrcuma

½ cullerada d'oli vegetal refinat

¼ culleradeta de llavors de comí

2 pebrots verds, tallats al llarg

1 tomàquet de mida mitjana, tallat finament

1 cullerada de fulles de coriandre ben picades

mètode

- Cuini el toor dhal amb aigua i sal en una olla durant 1 hora a foc mitjà.
- Afegiu la cúrcuma i barregeu-ho bé.
- Si el dhal és massa espes, afegiu 120 ml d'aigua. Barrejar bé i reservar.
- Escalfeu l'oli en una olla. Afegiu-hi les llavors de comí i deixeu-les explotar durant 15 segons. Afegiu els pebrots verds i el tomàquet. Fregir durant 2 minuts.
- Afegiu això al dhal. Remeneu i cuini a foc lent durant 3 minuts.
- Decoreu amb fulles de coriandre. Serviu calent amb arròs bullit

Maa-ki-Dhal

(Gram negre ric)

Per a 4 persones

Ingredients

240 g de kaali dala*

125 g de mongetes borlotti

2,8 litres / 5 pintes d'aigua

Afegiu sal al gust

Arrel de gingebre de 3,5 cm, tallada en juliana

1 culleradeta de xili en pols

3 tomàquets, en puré

1 cullerada de mantega

2 culleradetes d'oli vegetal refinat

1 culleradeta de llavors de comí

2 cullerades de nata líquida

mètode

- Poseu en remull les mongetes dhal i pintos junts durant la nit.
- Coure amb aigua, sal i gingebre en una olla durant 40 minuts a foc mitjà.
- Afegiu el xili en pols, el puré de tomàquet i la mantega. Coure durant 8-10 minuts. Deixar de banda.
- Escalfeu l'oli en una olla. Afegiu llavors de comí. Deixeu-los pop durant 15 segons.
- Afegiu això al dhal. Barrejar bé.
- Afegir nata. Serviu calent amb arròs bullit

Dhansak

(Hot Parsi Split Red Gram)

Per a 4 persones

Ingredients

3 cullerades d'oli vegetal refinat

1 ceba gran picada finament

2 tomàquets grans, picats

½ culleradeta de cúrcuma

½ culleradeta de xili en pols

1 cullerada de dhansak masala*

1 cullerada de vinagre de malta

Afegiu sal al gust

Per a la barreja dhal:

150 g / 5½ oz toor dala*

75 g / 2½ oz de mung dhal*

75 g de masoor dal*

1 albergínia petita, tallada a quarts

Talleu un tros de carbassa de 7,5 cm a quarts

1 cullerada de fulles fresques de fenogrec

1,4 litres / 2½ litres d'aigua

Afegiu sal al gust

mètode

- Cuini els ingredients de la barreja dhal junts en una cassola a foc mitjà durant 45 minuts. Deixar de banda.
- Escalfeu l'oli en una olla. Fregiu la ceba i els tomàquets a foc mitjà durant 2-3 minuts.
- Afegiu la barreja de dhal i tots els altres ingredients. Barrejar bé i coure a foc mitjà durant 5-7 minuts. Servir calent.

Masoor Dhal

Per a 4 persones

Ingredients

300 g / 10 oz masoor dhal*

Afegiu sal al gust

Un polsim de cúrcuma

1,2 litres / 2 pintes d'aigua

2 cullerades d'oli vegetal refinat

6 grans d'all, triturats

1 culleradeta de suc de llimona

mètode

- Cuini el dhal, la sal, la cúrcuma i l'aigua en una olla a foc mitjà durant 45 minuts. Deixar de banda.
- Escalfeu l'oli en una paella i sofregiu els alls fins que estiguin daurats. Afegiu-lo al dhal i ruixeu-ho amb suc de llimona. Barrejar bé. Servir calent.

Panchemel Dhal

(Barreja de cinc llenties)

Per a 4 persones

Ingredients

75 g / 2½ oz de mung dhal*

1 cullerada de chana dhal*

1 cullerada de masoor dhal*

1 cullerada de dhal*

1 cullerada d'urad dhal*

750 ml / 1¼ litres d'aigua

½ culleradeta de cúrcuma

Afegiu sal al gust

1 cullerada de mantega clarificada

1 culleradeta de llavors de comí

Un polsim d'asafètida

½ culleradeta de garam masala

1 culleradeta de pasta de gingebre

mètode

- Cuini els dhals amb aigua, cúrcuma i sal en una olla durant 1 hora a foc mitjà. Barrejar bé. Deixar de banda.
- Escalfeu la mantega clarificada en una cassola. Fregiu els ingredients restants durant 1 minut.
- Afegiu-ho al dhal, barregeu-ho bé i deixeu-ho coure durant 3-4 minuts. Servir calent.

Cholar Dhal

(dividir el gram de bengala)

Per a 4 persones

Ingredients

600 g / 1 lb 5 oz chana dhal*

2,4 litres / 5 pintes d'aigua

Afegiu sal al gust

3 cullerades de mantega clarificada

½ culleradeta de llavors de comí

½ culleradeta de cúrcuma

2 culleradetes de sucre

3 claus

2 fulles de llorer

2,5 cm de canyella

2 beines de cardamom verd

15 g de coco picat i fregit

mètode

- Cuini el dhal amb aigua i sal en una olla a foc mitjà durant 1 hora. Deixar de banda.
- Escalfeu 2 cullerades de mantega clarificada en una cassola. Afegiu tots els ingredients excepte el coco. Deixeu-los pop durant 20 segons. Afegiu-hi el dhal cuit i deixeu-ho coure remenant bé durant 5 minuts. Afegiu el coco i 1 cullerada de mantega clarificada. Servir calent.

Dilpas i Dhal

(lent especial)

Per a 4 persones

Ingredients

60 g de mongetes urad*

2 cullerades de mongetes pintos

2 cullerades de cigrons

2 litres / 3½ pintes d'aigua

¼ culleradeta de cúrcuma

2 cullerades de mantega clarificada

2 tomàquets, blanquejats i en puré

2 culleradetes de comí mòlt, torrat en sec

125 g de iogurt, batut

120 ml de nata líquida

Afegiu sal al gust

mètode

- Barregeu les mongetes, els cigrons i l'aigua. Remullar en una olla durant 4 hores. Afegiu la cúrcuma i deixeu-ho coure durant 45 minuts a foc mitjà. Deixar de banda.
- Escalfeu la mantega clarificada en una cassola. Afegiu-hi tots els ingredients restants i deixeu-ho coure a foc mitjà fins que la mantega clarificada es separi.
- Afegiu-hi la barreja de fesols i cigrons. Saltejar fins que s'assequi. Servir calent.

Dhal Masoor

(Lent vermella trencada)

Per a 4 persones

Ingredients

1 cullerada de mantega clarificada

1 culleradeta de llavors de comí

1 ceba petita picada finament

Arrel de gingebre de 2,5 cm, ben picada

6 grans d'all, ben picats

4 pebrots verds, tallats al llarg

1 tomàquet, pelat i fet puré

½ culleradeta de cúrcuma

300 g / 10 oz masoor dhal*

1,5 litres / 2 pintes d'aigua

Afegiu sal al gust

2 cullerades de fulles de coriandre

mètode

- Escalfeu la mantega clarificada en una cassola. Afegiu llavors de comí, ceba, gingebre, all, xile, tomàquet i cúrcuma. Fregir durant 5 minuts, remenant sovint.
- Afegiu dhal, aigua i sal. Coure durant 45 minuts. Decoreu amb fulles de coriandre. Serviu calent amb arròs bullit

Dhal amb albergínia

(Llenties amb albergínia)

Per a 4 persones

Ingredients

300 g / 10 oz toor dhal*

1,5 litres / 2 pintes d'aigua

Afegiu sal al gust

1 cullerada d'oli vegetal refinat

50 g d'albergínia tallada a daus

2,5 cm de canyella

2 beines de cardamom verd

2 claus

1 ceba gran picada finament

2 tomàquets grans, ben picats

½ culleradeta de pasta de gingebre

½ culleradeta de pasta d'all

1 culleradeta de coriandre mòlt

½ culleradeta de cúrcuma

10 g de fulles de coriandre, per decorar

mètode

- Cuini el dhal amb aigua i sal en una olla durant 45 minuts a foc mitjà. Deixar de banda.
- Escalfeu l'oli en una olla. Afegiu-hi tots els ingredients restants, excepte les fulles de coriandre. Fregir durant 2-3 minuts, remenant constantment.
- Afegiu la barreja al dhal. Bullir durant 5 minuts. Decorar i servir.

Dhal Tadka groc

Per a 4 persones

Ingredients

300 g / 10 oz de mung dhal*

1 litre / 1¾ pinta d'aigua

¼ culleradeta de cúrcuma

Afegiu sal al gust

3 culleradetes de mantega clarificada

½ culleradeta de llavors de mostassa

½ culleradeta de llavors de comí

½ culleradeta de llavors de fenigrec

Arrel de gingebre de 2,5 cm, ben picada

4 grans d'all, ben picats

3 pebrots verds, tallats al llarg

8 fulles de curri

mètode

- Cuini el dhal amb aigua, cúrcuma i sal en una olla durant 45 minuts a foc mitjà. Deixar de banda.
- Escalfeu la mantega clarificada en una cassola. Afegiu tots els altres ingredients. Fregiu-los durant 1 minut i aboqueu-los sobre el dhal. Barrejar bé i servir calent.

Rasam

(Sopa de tamarind picant)

Per a 4 persones

Ingredients

2 cullerades de pasta de tamarind

750 ml / 1¼ litres d'aigua

8-10 fulles de curri

2 cullerades de fulles de coriandre picades

Un polsim d'asafètida

Afegiu sal al gust

2 culleradetes de mantega clarificada

½ culleradeta de llavors de mostassa

Per a la barreja d'espècies:

2 culleradetes de llavors de coriandre

2 cullerades soperes de dhal*

1 culleradeta de llavors de comí

4-5 grans de pebre

1 xile vermell sec

mètode

- Assequeu el rostit i tritureu els ingredients de la barreja d'espècies.
- Barregeu la barreja d'espècies amb tots els ingredients excepte el ghee i les llavors de mostassa. Coure durant 7 minuts a foc mitjà en una olla.
- En un altre bol, escalfeu la mantega clarificada. Afegiu-hi les llavors de mostassa i deixeu-les escapar durant 15 segons. Aboqueu-lo directament al rasam. Servir calent.

Mung Dhal senzill

Per a 4 persones

Ingredients

300 g / 10 oz de mung dhal*

1 litre / 1¾ pinta d'aigua

Un polsim de cúrcuma

Afegiu sal al gust

2 cullerades d'oli vegetal refinat

1 ceba gran picada finament

3 pebrots verds, ben picats

Arrel de gingebre de 2,5 cm, ben picada

5 fulles de curri

2 tomàquets, ben picats

mètode

- Cuini el dhal amb aigua, cúrcuma i sal en una olla durant 30 minuts a foc mitjà. Deixar de banda.
- Escalfeu l'oli en una olla. Afegiu tots els altres ingredients. Fregir durant 3-4 minuts. Afegiu això al dhal. Cuini a foc lent fins que espesseixi. Servir calent.

Mongeta mung verda sencera

Per a 4 persones

Ingredients

250 g de mongetes mung, remullats durant la nit

1 litre / 1¾ pinta d'aigua

½ cullerada d'oli vegetal refinat

½ culleradeta de llavors de comí

6 fulles de curri

1 ceba gran picada finament

½ culleradeta de pasta d'all

½ culleradeta de pasta de gingebre

3 pebrots verds, ben picats

1 tomàquet, picat finament

¼ culleradeta de cúrcuma

Afegiu sal al gust

120 ml de llet

mètode

- Bullir les mongetes amb aigua en una olla durant 45 minuts a foc mitjà. Deixar de banda.
- Escalfeu l'oli en una olla. Afegiu llavors de comí i fulles de curri.
- Passats 15 segons, afegiu les mongetes cuites i la resta d'ingredients. Barrejar bé i coure a foc lent durant 7-8 minuts. Servir calent.

Dahi Kadhi amb Pakoras

(Portar a base de iogurt amb boletes fregides)

Per a 4 persones

Ingredients
Per a la pakora:

125 g / 4½ oz de Besan*

¼ culleradeta de llavors de comí

2 culleradetes de ceba picada

1 bitxo verd picat

½ culleradeta de gingebre ratllat

Un polsim de cúrcuma

2 pebrots verds, ben picats

½ culleradeta de llavors d'ajowan

Afegiu sal al gust

Fregir oli

Per al caddie:

Dahi Kadhi

mètode

- En un bol, barregeu tots els ingredients de la pakora excepte l'oli amb aigua suficient per obtenir una barreja espessa. Fregiu les culleres en oli bullint fins que estiguin daurades.
- Bullir el khadi i afegir la pakora. Bullir durant 3-4 minuts.
- Serviu calent amb arròs cuit

Dhal de mango verd dolç

(Part Red Gram amb mango verd)

Per a 4 persones

Ingredients

300 g / 10 oz toor dhal*

2 pebrots verds, tallats al llarg

2 culleradetes de jaggery*, ratllat

1 ceba petita, tallada a rodanxes

Afegiu sal al gust

¼ culleradeta de cúrcuma

1,5 litres / 2 pintes d'aigua

1 mango verd, pelat i picat

1 ½ culleradeta d'oli vegetal refinat

½ culleradeta de llavors de mostassa

1 cullerada de fulles de coriandre, per guarnir

mètode

- Barregeu tots els ingredients, excepte l'oli, les llavors de mostassa i les fulles de coriandre, en una cassola. Coure durant 30 minuts a foc mitjà. Deixar de banda.
- Escalfeu l'oli en una olla. Afegiu llavors de mostassa. Deixeu-los pop durant 15 segons. Aboqui-ho sobre el dhal. Decoreu i serviu calent.

dhal malai

(Gram negre dividit amb nata)

Per a 4 persones

Ingredients

300 g / 10 oz d'urad dhal*, remull durant 4 hores

1 litre / 1¾ pinta d'aigua

500 ml de llet bullida

1 culleradeta de cúrcuma

Afegiu sal al gust

½ culleradeta d'amchoor*

2 cullerades de nata líquida

1 cullerada de mantega clarificada

1 culleradeta de llavors de comí

Arrel de gingebre de 2,5 cm, ben picada

1 tomàquet petit, tallat finament

1 ceba petita picada finament

mètode

- Cuini el dhal amb aigua a foc mitjà durant 45 minuts.
- Afegiu-hi la llet, la cúrcuma, la sal, l'amkor i la nata. Barrejar bé i coure durant 3-4 minuts. Deixar de banda.
- Escalfeu la mantega clarificada en una cassola. Afegiu llavors de comí, gingebre, tomàquet i ceba. Fregir durant 3 minuts. Afegiu això al dhal. Barrejar bé i servir calent.

Sambhar

(Barreja de llenties i verdures cuinades amb espècies especials)

Per a 4 persones

Ingredients

300 g / 10 oz toor dhal*

1,5 litres / 2 pintes d'aigua

Afegiu sal al gust

1 cullerada d'oli vegetal refinat

1 ceba gran, tallada a rodanxes fines

2 culleradetes de pasta de tamarind

¼ culleradeta de cúrcuma

1 bitxo verd, picat aproximadament

1 ½ culleradeta de sambhar en pols*

2 cullerades de fulles de coriandre ben picades

Per a la cobertura:

1 bitxo verd, tallat longitudinalment

1 culleradeta de llavors de mostassa

½ culleradeta d'urad dhal*

8 fulles de curri

¼ de culleradeta d'asafètida

mètode

- Barregeu tots els ingredients per a l'amaniment. Deixar de banda.
- Cuini el toor dhal amb aigua i sal en una olla a foc mitjà durant 40 minuts. Triturar bé. Deixar de banda.
- Escalfeu l'oli en una olla. Afegiu els ingredients de condiment. Deixeu-los pop durant 20 segons.
- Afegiu el dhal cuit i tots els altres ingredients excepte les fulles de coriandre. Cuini a foc lent durant 8-10 minuts.
- Decoreu amb fulles de coriandre. Servir calent.

Ella en va donar tres

(Llenties barrejades)

Per a 4 persones

Ingredients

150 g / 5½ oz toor dala*

75 g de masoor dal*

75 g / 2½ oz de mung dhal*

1 litre / 1¾ pinta d'aigua

1 tomàquet gran, picat finament

1 ceba petita picada finament

4 grans d'all, ben picats

6 fulles de curri

Afegiu sal al gust

¼ culleradeta de cúrcuma

2 cullerades d'oli vegetal refinat

½ culleradeta de llavors de comí

mètode

- Remullar el dal en aigua durant 30 minuts. Coure amb la resta d'ingredients, excepte l'oli i el comí, durant 45 minuts a foc mitjà.
- Escalfeu l'oli en una olla. Afegiu llavors de comí. Deixeu-los pop durant 15 segons. Aboqui-ho sobre el dhal. Barrejar bé. Servir calent.

Methi-Drumstick Sambhar

(Fenogrec i pals de gram vermell dividits)

Per a 4 persones

Ingredients

300 g / 10 oz toor dhal*

1 litre / 1¾ pinta d'aigua

Un polsim de cúrcuma

Afegiu sal al gust

2 pals indis*, tallat

1 culleradeta d'oli vegetal refinat

¼ de culleradeta de llavors de mostassa

1 xile vermell, tallat per la meitat

¼ de culleradeta d'asafètida

10 g de fulles de fenogrec fresques picades

1¼ culleradeta de sambhar en pols*

1¼ culleradetes de pasta de tamarind

mètode

- Combina el dhal, l'aigua, la cúrcuma, la sal i les baquetes en una olla. Coure durant 45 minuts a foc mitjà. Deixar de banda.
- Escalfeu l'oli en una paella. Afegiu-hi tots els ingredients restants i sofregiu-ho durant 2-3 minuts. Afegiu-ho al dhal i cuini durant 7-8 minuts. Servir calent.

Dhal Shorba

(Sopa de llenties)

Per a 4 persones

Ingredients

300 g / 10 oz toor dhal*

Afegiu sal al gust

1 litre / 1¾ pinta d'aigua

1 cullerada d'oli vegetal refinat

2 cebes grans, tallades a rodanxes

4 grans d'all, triturats

50 g de fulles d'espinacs ben picades

3 tomàquets, ben picats

1 culleradeta de suc de llimona

1 culleradeta de garam masala

mètode

- Cuini el dhal, la sal i l'aigua en una olla a foc mitjà durant 45 minuts. Deixar de banda.
- Escalfeu l'oli. Fregiu la ceba a foc mitjà fins que estigui daurada. Afegiu-hi tots els altres ingredients i deixeu-ho coure durant 5 minuts, remenant sovint.
- Afegiu-lo a la barreja dhal. Servir calent.

Mung deliciós

(Mung sencer)

Per a 4 persones

Ingredients

250 g de mongetes mungo

2,5 litres / 4 pintes d'aigua

Afegiu sal al gust

2 cebes mitjanes, picades

3 pebrots verds, picats

¼ culleradeta de cúrcuma

1 culleradeta de xili en pols

1 culleradeta de suc de llimona

1 cullerada d'oli vegetal refinat

½ culleradeta de llavors de comí

6 grans d'all, triturats

mètode

- Remullar les mongetes mungo en aigua durant 3-4 hores. Cuini en una olla amb sal, ceba, xili verd, cúrcuma i xili en pols a foc mitjà durant 1 hora.
- Afegiu suc de llimona. Bullir durant 10 minuts. Deixar de banda.
- Escalfeu l'oli en una olla. Afegiu llavors de comí i all. Fregir durant 1 minut a foc mitjà. Aboqueu-lo a la barreja de mung. Servir calent.

Masala Toor Dhal

(Gram vermell calent)

Per a 4 persones

Ingredients

300 g / 10 oz toor dhal*

1,5 litres / 2 pintes d'aigua

Afegiu sal al gust

½ culleradeta de cúrcuma

1 cullerada d'oli vegetal refinat

½ culleradeta de llavors de mostassa

8 fulles de curri

¼ de culleradeta d'asafètida

½ culleradeta de pasta de gingebre

½ culleradeta de pasta d'all

1 bitxo verd, picat finament

1 ceba picada finament

1 tomàquet, picat finament

2 culleradetes de suc de llimona

2 cullerades de fulles de coriandre, per guarnir

mètode

- Cuini el dhal amb aigua, sal i cúrcuma en una olla durant 45 minuts a foc mitjà. Deixar de banda.
- Escalfeu l'oli en una olla. Afegiu tots els ingredients excepte el suc de llimona i les fulles de coriandre. Fregir durant 3-4 minuts a foc mitjà. Aboqui-ho sobre el dhal.
- Afegiu el suc de llimona i les fulles de coriandre. Barrejar bé. Servir calent.

Mung Dhal groc sec

(gram groc sec)

Per a 4 persones

Ingredients

300 g / 10 oz de mung dhal*, remull durant 1 hora

250 ml / 8 fl oz d'aigua

¼ culleradeta de cúrcuma

Afegiu sal al gust

1 cullerada de mantega clarificada

1 culleradeta d'amchoor*

1 cullerada de fulles de coriandre picades

1 ceba petita picada finament

mètode

- Cuini el dhal amb aigua, cúrcuma i sal en una olla durant 45 minuts a foc mitjà.
- Escalfeu la mantega clarificada i aboqueu-la sobre el dhal. Espolvorear amb àncor, fulles de coriandre i ceba. Servir calent.

Tota l'Oficina

(Gram negre sencer)

Per a 4 persones

Ingredients

300 g de mongetes verdes*, rentat

Afegiu sal al gust

1,25 litres / 2½ litres d'aigua

¼ culleradeta de cúrcuma

½ culleradeta de xili en pols

½ culleradeta de gingebre sec en pols

¾ culleradeta de garam masala

1 cullerada de mantega clarificada

½ culleradeta de llavors de comí

1 ceba gran picada finament

2 cullerades de fulles de coriandre ben picades

mètode

- Coure les mongetes amb sal i aigua en una olla durant 45 minuts a foc mitjà.
- Afegiu la cúrcuma, el xili en pols, el gingebre en pols i el garam masala. Barrejar bé i coure a foc lent durant 5 minuts. Deixar de banda.
- Escalfeu la mantega clarificada en una cassola. Afegiu-hi les llavors de comí i deixeu-les explotar durant 15 segons. Afegiu-hi la ceba i fregiu-la a foc mitjà fins que estigui daurada.
- Afegiu la barreja de ceba al dhal i barregeu-ho bé. Bullir durant 10 minuts.
- Decoreu amb fulles de coriandre. Servir calent.

Dhal Fry

(Part Red Gram amb espècies fregides)

Per a 4 persones

Ingredients

300 g / 10 oz toor dhal*

1,5 litres / 2 pintes d'aigua

½ culleradeta de cúrcuma

Afegiu sal al gust

2 cullerades de mantega clarificada

½ culleradeta de llavors de mostassa

½ culleradeta de llavors de comí

½ culleradeta de llavors de fenigrec

Arrel de gingebre de 2,5 cm, ben picada

2-3 grans d'all, ben picats

2 pebrots verds, ben picats

1 ceba petita picada finament

1 tomàquet, picat finament

mètode

- Cuini el dhal amb aigua, cúrcuma i sal en una olla durant 45 minuts a foc mitjà. Barrejar bé. Deixar de banda.
- Escalfeu la mantega clarificada en una cassola. Afegiu llavors de mostassa, llavors de comí i llavors de fenogrec. Deixeu-los pop durant 15 segons.
- Afegiu-hi el gingebre, l'all, el xili verd, la ceba i el tomàquet. Fregiu a foc mitjà durant 3-4 minuts, remenant amb freqüència. Afegiu això al dhal. Servir calent.

Dosa instantània

(pancake d'arròs instantani)

Fa 10-12

Ingredients

85 g de farina d'arròs

45 g de farina integral

45 g de farina blanca llisa

25 g de sèmola rara

60 g / 2 oz de Besan*

1 culleradeta de comí mòlt

4 pebrots verds, ben picats

2 cullerades de crema agra

Afegiu sal al gust

120 ml / 4 fl oz d'oli vegetal refinat

mètode

- Barregeu tots els ingredients, excepte l'oli, amb aigua suficient per obtenir una mescla espessa i de consistència fluixa.

- Escalfeu la paella i aboqueu-hi una culleradeta d'oli. Aboqueu-hi 2 cullerades de massa i repartiu-la amb el dors d'una cullera fins que quedeu una creps.

- Sofregiu fins que el fons estigui daurat. Gira i repeteix.

- Retirar amb cura amb una espàtula. Repetiu per a la massa restant.

- Serviu calent amb qualsevol ajvar.

Rotllet de moniato

Fa 15-20

Ingredients

4 moniatos grans, al vapor i puré

175 g de farina d'arròs

4 cullerades de mel

20 anacards, lleugerament torrats i picats

20 panses

Afegiu sal al gust

2 culleradetes de llavors de sèsam

Mantega clarificada per fregir

mètode

- Barregeu tots els ingredients excepte la mantega clarificada i les llavors de sèsam.

- Feu boles de la mida d'una nou i enrotlleu-les amb llavors de sèsam per cobrir-les.

- Escalfeu la mantega clarificada en una paella antiadherent. Coure les boles a foc mitjà fins que estiguin daurades. Servir calent.

Pancake de patata

Per 30

Ingredients

6 patates grans, 3 ratllades més 3 bullides i puré

2 ous

2 cullerades de farina blanca natural

½ culleradeta de pebre negre recent mòlt

1 ceba petita picada finament

120 ml de llet

60 ml / 2 fl oz d'oli vegetal refinat

1 culleradeta de sal

2 cullerades d'oli

mètode

- Barregeu tots els ingredients, excepte l'oli, en una barreja espessa.

- Escalfeu una paella plana i unteu-la amb oli. Poseu 2-4 cullerades grans de massa i repartiu-la com una creps.

- Cuini cada costat a foc mitjà durant 3-4 minuts fins que la creps estigui daurada i cruixent a les vores.

- Repetiu per a la massa restant. Servir calent.

Murgh Malai Kebab

(kebab de pollastre cremós)

Fa 25-30

Ingredients

1 culleradeta de pasta de gingebre

1 culleradeta de pasta d'all

2 pebrots verds

25 g de fulles de coriandre escasses, ben picades

3 cullerades de nata

1 culleradeta de farina blanca natural

125 g de formatge cheddar ratllat

1 culleradeta de sal

500 g / 1 lb 2 oz de pollastre desossat, picat finament

mètode

- Barregeu tots els ingredients menys el pollastre.

- Marinar els trossos de pollastre a la barreja durant 4-6 hores.

- Col·loqueu en una safata per al forn i enforneu a 165ºC (325ºF, marca de gas 4) durant uns 20-30 minuts, fins que el pollastre estigui daurat.

- Serviu calent amb chutney de menta

Keema Puffs

(Pretzels farcits de carn picada)

per 12

Ingredients

250 g de farina blanca llisa

½ cullerada de sal

½ culleradeta de llevat en pols

1 cullerada de mantega clarificada

100 ml / 3½ fl oz d'aigua

2 cullerades d'oli vegetal refinat

2 cebes mitjanes, tallades finament

¾ culleradeta de pasta de gingebre

¾ culleradeta de pasta d'all

6 pebrots verds, ben picats

1 tomàquet gran, picat finament

½ culleradeta de cúrcuma

½ culleradeta de xili en pols

1 culleradeta de garam masala

125 g de pèsols congelats

4 cullerades de iogurt

2 cullerades d'aigua

50 g de fulles de coriandre ben picades

500 g de pollastre, picat

mètode

- Tamisar la farina, la sal i el llevat. Afegiu mantega clarificada i aigua. Pastar per formar una massa. Deixeu reposar 30 minuts i remeneu una vegada més. Deixar de banda.

- Escalfeu l'oli en una olla. Afegiu la ceba, la pasta de gingebre, la pasta d'all i els pebrots verds. Fregir durant 2 minuts a foc mitjà.

- Afegiu el tomàquet, la cúrcuma, el xili en pols, el garam masala i una mica de sal. Barrejar bé i coure durant 5 minuts, remenant sovint.

- Afegiu pèsols, iogurt, aigua, fulles de coriandre i pollastre mòlt. Barrejar bé. Coure durant 15 minuts, remenant de tant en tant, fins que la barreja quedi seca. Deixar de banda.

- Enrotlleu la massa en un disc gran. Talla en forma quadrada i després talla 12 petits rectangles del quadrat.

- Col·loqueu la barreja de carn picada al centre de cada rectangle i enrotlleu-la com un paper de sucre.

- Coure al forn a 175ºC (350ºF, marca de gas 4) durant 10 minuts. Servir calent.

Pakoda d'ou

(aperitiu d'ou al forn)

Per 20

Ingredients

3 ous, batuts

3 llesques de pa, tallades a quarts

125 g de formatge cheddar ratllat

1 ceba picada finament

3 pebrots verds, ben picats

1 cullerada de fulles de coriandre picades

½ culleradeta de pebre negre mòlt

½ culleradeta de xili en pols

Afegiu sal al gust

Oli vegetal refinat per fregir

mètode

- Barregeu tots els ingredients excepte l'oli.

- Escalfeu l'oli en una paella antiadherent. Afegiu la barreja a cullerades. Fregir a foc mitjà fins que estigui daurat.

- Escórrer sobre paper absorbent. Servir calent.

Una dosi d'ous

(pancake d'ou i arròs)

Fa 12-14

Ingredients

150 g d'urad dhal*

100 g d'arròs cuit

Afegiu sal al gust

4 ous batuts

Pebre negre mòlt al gust

25 g / 1 unça de ceba, picada finament

2 cullerades de fulles de coriandre picades

1 cullerada d'oli vegetal refinat

1 cullerada de mantega

mètode

- Remullar el dhal i l'arròs junts durant 4 hores. Afegiu sal i tritureu fins a obtenir una mescla espessa. Deixeu-ho fermentar durant la nit.

- Unteu i escalfeu una paella plana. Repartiu 2 cullerades de massa.

- Aboqueu 3 cullerades d'ous sobre la massa. Espolvorear amb pebrot, ceba i fulles de coriandre. Cobrir les vores amb una mica d'oli i coure durant 2 minuts. Gireu amb compte i deixeu-ho coure 2 minuts més.

- Repetiu per a la resta de la massa. Poseu un dau de mantega a cada porció i serviu calent amb ajvar de coco

Khasta Kachori

(Bolla de boles de llenties fregides picant)

Per 12-15

Ingredients

200 g / 7 oz d'oli d'oliva verge extra*

300 g de farina blanca llisa

Afegiu sal al gust

200 ml / 7 fl oz d'aigua

2 cullerades d'oli vegetal refinat més per fregir

Un polsim d'asafètida

225 g / 8 oz Mung Dal*, posar en remull durant una hora i escórrer

1 culleradeta de cúrcuma

1 culleradeta de coriandre mòlt

4 culleradetes de llavors de fonoll

2-3 claus

1 cullerada de fulles de coriandre ben picades

3 pebrots verds, ben picats

Arrel de gingebre de 2,5 cm, ben picada

1 cullerada de fulles de menta ben picades

¼ de culleradeta de xili en pols

1 culleradeta d'amchoor*

mètode

- Barreja la besana, la farina i una mica de sal amb aigua suficient fins a obtenir una massa compacta. Deixar de banda.

- Escalfeu l'oli en una olla. Afegiu-hi l'asafètida i deixeu-ho escapar durant 15 segons. Afegiu-hi el dhal i salteu-ho durant 5 minuts a foc mitjà, remenant constantment.

- Afegiu cúrcuma, coriandre mòlt, llavors de fonoll, clau, fulles de coriandre, bitxos verds, gingebre, fulles de menta, bitxo en pols i amboor. Barrejar bé i coure durant 10-12 minuts. Deixar de banda.

- Dividiu la massa en boles de la mida d'una llimona. Aplaneu-los i separeu-los en discos de 12,5 cm de diàmetre.

- Col·loqueu una cullerada de la barreja de dhal al centre de cada disc. Tancar com una bossa i aplanar en puré. Deixar de banda.

- Escalfeu l'oli en una olla. Fregiu el puré fins que s'infla.

- Serviu calent amb ajvar de coco verd

Dhokla de pols mixt

(Pastís de llegum barrejat al vapor)

Per 20

Ingredients

125 g de mongetes mungo senceres*

125 g de kaala chana*

60 g / 2 oz gram turc

50 g de pèsols secs

75 g de mongetes d'urad*

2 culleradetes de pebrot verd

Afegiu sal al gust

mètode

- Remull junts les mongetes mungo, kaala chana, gram de gall dindi i pèsols secs. Remullar les mongetes per separat. Deixar de banda durant 6 hores.

- Tritureu tots els ingredients de remull per fer una pasta espessa. Fermentar durant 6 hores.

- Afegiu-hi pebrots verds i sal. Barregeu bé i aboqueu-ho en un motlle rodó de 20 cm de diàmetre i coeu-ho al vapor durant 10 minuts.

- Tallat en forma de diamant. Serviu amb chutney de menta

Frankie

Fa 10-12

Ingredients

1 culleradeta de chaat masala*

½ culleradeta de garam masala

½ culleradeta de comí mòlt

4 patates grans, bullides i triturades

Afegiu sal al gust

10-12 xapatis

Oli vegetal refinat per a la lubricació

2-3 pebrots verds, ben picats i remullats en vinagre blanc

2 cullerades de fulles de coriandre ben picades

1 ceba picada finament

mètode

- Barregeu chaat masala, garam masala, comí mòlt, patates i sal. Pastar bé i reservar.

- Escalfeu una paella i poseu-hi el xapatti.

- Pinteu les xapates amb una mica d'oli i gireu-les per fregir per un costat. Repetiu per a l'altre costat.

- Repartiu una capa de barreja de patates uniformement sobre el xapat calent.

- Espolseu uns xili verd, fulles de coriandre i ceba.

- Enrotlleu el xapatti perquè la barreja de patates quedi dins.

- Coure el rotlle a la paella fins que estigui daurat i serviu calent.

Besan & Cheese Delight

Pel dia 25

Ingredients

2 ous

250 g de formatge cheddar, ratllat

1 culleradeta de pebre negre mòlt

1 culleradeta de mostassa mòlta

½ culleradeta de xili en pols

60 ml / 2 fl oz d'oli vegetal refinat

Per a la barreja de besanes:

50 g de sèmola torrada en sec

375 g / 13 oz sense sucre*

200 g de col, ratllada

1 culleradeta de pasta de gingebre

1 culleradeta de pasta d'all

Una mica de llevat en pols

Afegiu sal al gust

mètode

- Bateu bé 1 ou. Afegiu el formatge cheddar, el pebre, la mostassa mòlta i el xili en pols. Barrejar bé i reservar.

- Barregeu els ingredients per a la barreja de besanes. Passar a un motlle rodó de 20 cm i cuinar al vapor durant 20 minuts. Quan es refredin, talleu-los en 25 trossos i arrebossem cadascun amb la barreja d'ou i formatge.

- Escalfeu l'oli en una olla. Fregiu els trossos a foc mitjà fins que estiguin daurats. Serviu calent amb ajvar de coco verd

Xile Idli

Per a 4 persones

Ingredients

3 cullerades d'oli vegetal refinat

1 culleradeta de llavors de mostassa

1 ceba petita, tallada a rodanxes

½ culleradeta de garam masala

1 cullerada de ketchup

4 idlis picats

Afegiu sal al gust

2 cullerades de fulles de coriandre

mètode

- Escalfeu l'oli en una olla. Afegiu llavors de mostassa. Deixeu-los pop durant 15 segons.

- Afegiu-hi tots els ingredients restants, excepte les fulles de coriandre. Barrejar bé.

- Coure a foc mitjà durant 4-5 minuts tot remenant suaument. Decoreu amb fulles de coriandre. Servir calent.

Canapés amb espinacs

per 10

Ingredients

2 cullerades de mantega

10 llesques de pa, tallades a quarts

2 cullerades de mantega clarificada

1 ceba picada finament

300 g d'espinacs, ben picats

Afegiu sal al gust

125 g de formatge de cabra, escorregut

4 cullerades de formatge cheddar ratllat

mètode

- Unteu les dues cares del pa i coeu-ho al forn preescalfat a 200ºC (400ºF, marca de gas 6) durant 7 minuts. Deixar de banda.

- Escalfeu la mantega clarificada en una cassola. Fregiu la ceba fins que estigui daurada. Afegiu-hi els espinacs i la sal. Coure durant 5 minuts. Afegiu-hi formatge de cabra i barregeu-ho bé.

- Repartiu la barreja d'espinacs sobre els trossos de pa torrat. Espolvorear una mica de formatge cheddar ratllat i coure al forn a 130 °C (250 °F, marca de gas ½) fins que el formatge s'hagi fos. Servir calent.

Paushtik Chaat

(aperitiu saludable)

Per a 4 persones

Ingredients

3 culleradetes d'oli vegetal refinat

½ culleradeta de llavors de comí

2,5 cm d'arrel de gingebre, picada

1 patata petita bullida i picada

1 culleradeta de garam masala

Afegiu sal al gust

Pebre negre mòlt al gust

250 g de mongetes mung, cuites

300 g de pinyons en conserva

300 g de cigrons en conserva

10 g de fulles de coriandre picades

1 culleradeta de suc de llimona

mètode

- Escalfeu l'oli en una olla. Afegiu llavors de comí. Deixeu-los pop durant 15 segons.
- Afegiu-hi el gingebre, les patates, el garam masala, la sal i el pebre. Fregir a foc mitjà durant 3 minuts. Afegiu les mongetes mungo, les mongetes vermelles i els cigrons. Coure a foc mitjà durant 8 minuts.
- Decoreu amb fulles de coriandre i suc de llimona. Servir fred.

Rotllet de col

Per a 4 persones

Ingredients

1 cullerada de farina blanca natural

3 cullerades d'aigua

Afegiu sal al gust

2 cullerades d'oli vegetal refinat més per fregir

1 culleradeta de llavors de comí

100 g de verdures mixtes congelades

1 cullerada de nata líquida

2 cullerades de pa ratllat*

¼ culleradeta de cúrcuma

1 culleradeta de xili en pols

1 culleradeta de coriandre mòlt

1 culleradeta de comí mòlt

Remullar 8 fulles de col grans en aigua calenta durant 2-3 minuts i escórrer

mètode

- Barrejar la farina, l'aigua i la sal fins que es formi una mescla espessa. Deixar de banda.
- Escalfeu l'oli en una olla. Afegiu-hi les llavors de comí i deixeu-les explotar durant 15 segons. Afegiu tots els ingredients restants excepte les fulles de col. Coure a foc mitjà durant 2-3 minuts, remenant sovint.
- Col·loqueu aquesta barreja al centre de cada fulla de col. Doblegueu les fulles i tanqueu els extrems amb la massa de farina.
- Escalfeu l'oli en una paella antiadherent. Submergeix les graelles en un esprai de farina i fregim. Servir calent.

Pa amb tomàquet

per 4

Ingredients

1 ½ cullerades d'oli vegetal refinat

150 g de puré de tomàquet

3-4 fulles de curri

2 pebrots verds, ben picats

Afegiu sal al gust

2 patates grans, bullides i tallades a rodanxes

6 llesques de pa, picades

10 g de fulles de coriandre picades

mètode

- Escalfeu l'oli en una olla. Afegiu-hi el puré de tomàquet, les fulles de curri, els pebrots verds i la sal. Coure durant 5 minuts.
- Afegiu patates i pa. Cuini a foc lent durant 5 minuts.
- Decoreu amb fulles de coriandre. Servir calent.

Mandonguilles de blat de moro i formatge

Fa 8-10

Ingredients

200 g de blat de moro dolç

250 g de mozzarella ratllada

4 patates grans, bullides i triturades

2 pebrots verds, ben picats

Arrel de gingebre de 2,5 cm, ben picada

1 cullerada de fulles de coriandre picades

1 culleradeta de suc de llimona

50 g de pa ratllat

Afegiu sal al gust

Oli vegetal refinat per fregir

50 g de sèmola

mètode

- Barregeu tots els ingredients excepte l'oli i la sèmola en un bol. Dividir en 8-10 boles.
- Escalfeu l'oli en una olla. Enrotlleu les boles amb sèmola i fregiu-les a foc mitjà fins que estiguin daurades. Servir calent.

Corn Flakes Chivda

(Snack de blat de moro al forn)

Fa 500 g / 1 lb 2 oz

Ingredients

250 g de cacauets

150 g de chana dhal*

100 g de panses

125 g d'anacards

200 g de corn flakes

60 ml / 2 fl oz d'oli vegetal refinat

7 pebrots verds, trencats

25 fulles de curri

½ culleradeta de cúrcuma

2 culleradetes de sucre

Afegiu sal al gust

mètode

- Fregir cacauets secs, chana dhal, panses, anacards i flocs de blat de moro fins que estiguin cruixents. Deixar de banda.
- Escalfeu l'oli en una olla. Afegiu els xiles verds, les fulles de curri i la cúrcuma. Fregir a foc mitjà durant un minut.
- Afegiu el sucre, la sal i tots els ingredients torrats. Sofregir durant 2-3 minuts.
- Refredar i guardar en un recipient hermètic fins a 8 dies.

Rotllet de nous

Per 20-25

Ingredients

140 g de farina blanca llisa

240 ml de llet

1 cullerada de mantega

Afegiu sal al gust

Pebre negre mòlt al gust

½ cullerada de fulles de coriandre ben picades

3-4 cullerades de formatge cheddar, ratllat

¼ de culleradeta de nou moscada ratllada

125 g d'anacards, mòlts gruixuts

125 g de cacauets, mòlts gruixuts

50 g de pa ratllat

Oli vegetal refinat per fregir

mètode

- Barrejar 85 g de farina amb llet en una cassola. Afegiu-hi la mantega i deixeu coure la barreja, sense parar de remenar, a foc lent fins que quedi espessa.
- Afegiu sal i pebre. Deixeu refredar la barreja durant 20 minuts.
- Afegiu fulles de coriandre, formatge cheddar, nou moscada, anacards i cacauets. Barrejar bé. Deixar de banda.
- Espolseu la meitat del pa ratllat a la safata.
- Aboqueu culleradetes de la barreja de farina sobre el pa ratllat i feu entrepans. Deixar de banda.
- Barregeu la farina restant amb aigua suficient per fer una barreja fina. Submergeix els rotllos a la massa i torna a enrotllar-los amb el pa ratllat.
- Escalfeu l'oli en una olla. Coure els rotllos a foc mitjà fins que estiguin daurats.
- Serviu calent amb salsa de tomàquet o ajvar de coco verd

Col rizada amb carn picada

per 12

Ingredients

1 cullerada d'oli vegetal refinat més un additiu per fregir

2 cebes ben picades

2 tomàquets, ben picats

½ cullerada de pasta de gingebre

½ cullerada de pasta d'all

2 pebrots verds, tallats a rodanxes

½ culleradeta de cúrcuma

½ culleradeta de xili en pols

¼ de culleradeta de pebre negre mòlt

500 g de pollastre, picat

200 g de pèsols congelats

2 patates petites, tallades a daus

1 pastanaga gran, tallada a daus

Afegiu sal al gust

25 g de fulles de coriandre escasses, ben picades

12 fulles més grans de col, blanquejades

2 ous batuts

100 g de pa ratllat

mètode

- Escalfeu 1 cullerada d'oli en una olla. Fregiu la ceba fins que quedi transparent.
- Afegiu tomàquets, pasta de gingebre, pasta d'all, xili verd, cúrcuma, xili en pols i pebre. Barrejar bé i fregir durant 2 minuts a foc mitjà.
- Afegiu-hi el pollastre picat, els pèsols, les patates, les pastanagues, la sal i les fulles de coriandre. Coure durant 20-30 minuts, remenant de tant en tant. Refredar la barreja durant 20 minuts.
- Aboqueu la barreja picada en una fulla de col i enrotlleu-la. Repetiu per a les fulles restants. Fixeu els rotllets amb un escuradents.
- Escalfeu l'oli en una olla. Submergeix els rotllos en ou, espolvoreu-los amb pa ratllat i fregiu-los fins que estiguin daurats.
- Escórrer i servir calent.

Pav Bhaji

(Verdures picants amb pa)

Per a 4 persones

Ingredients

2 patates grans, bullides

200 g de verdures mixtes congelades (pebrot verd, pastanaga, coliflor i pèsols)

2 cullerades de mantega

1 ½ culleradetes de pasta d'all

2 cebes grans, ratllades

4 tomàquets grans, picats

250 ml / 8 fl oz d'aigua

2 culleradetes de pav bhaji masala*

1½ culleradetes de xili en pols

¼ culleradeta de cúrcuma

Suc d'1 llimona

Afegiu sal al gust

1 cullerada de fulles de coriandre picades

Mantega per coure

4 panets d'hamburguesa, tallats per la meitat

1 ceba gran picada finament

Rodalles de llimona

mètode

- Tritureu bé les verdures. Deixar de banda.
- Escalfeu la mantega en una olla. Afegiu-hi la pasta d'all i ceba i sofregiu fins que la ceba estigui daurada. Afegiu-hi els tomàquets i deixeu-ho coure a foc mitjà, remenant de tant en tant, durant 10 minuts.
- Afegiu puré de verdures, aigua, pav bhaji masala, xili en pols, cúrcuma, suc de llimona i sal. Cuini a foc lent fins que la salsa espesseixi. Triturar i coure durant 3-4 minuts, remenant constantment. Espolvorear les fulles de coriandre i barrejar bé. Deixar de banda.
- Escalfeu una paella plana. Pinteu amb mantega i enforneu l'hamburguesa fins que quedi cruixent per les dues cares.
- Serviu les verdures barrejades calentes amb entrepans, amb rodanxes de ceba i llimona al costat.

Costella de soja

per 10

Ingredients

300 g / 10 oz de mung dhal*, remull durant 4 hores

Afegiu sal al gust

400 g / 14 oz de grànuls de soja, remullats en aigua tèbia durant 15 minuts

1 ceba gran picada finament

2-3 pebrots verds, ben picats

1 culleradeta d'amchoor*

1 culleradeta de garam masala

2 cullerades de fulles de coriandre picades

150 g de pa ratllat* o tofu, ratllat

Oli vegetal refinat per fregir

mètode

- No deixeu caure el dhal. Afegiu-hi sal i deixeu-ho coure en una olla a foc mitjà durant 40 minuts. Deixar de banda.
- Escorreu els grànuls de soja. Barrejar amb dhal i triturar fins a obtenir una pasta espessa.

- En una paella antiadherent, barregeu aquesta pasta amb la resta d'ingredients, excepte l'oli. Saltejar fins que s'assequi.
- Dividiu la barreja en boles de la mida d'una llimona i doneu-hi forma de patates.
- Escalfeu l'oli en una olla. Fregiu les costelles fins que estiguin daurades.
- Serviu calent amb chutney de menta

Blat de moro Bhel

(Aperitiu de blat de moro picant)

Per a 4 persones

Ingredients

200 g de grans de blat de moro bullits

100 g de ceba tendra, ben picada

1 patata bullida, pelada i picada finament

1 tomàquet, picat finament

1 cogombre, picat finament

10 g de fulles de coriandre picades

1 culleradeta de chaat masala*

2 culleradetes de suc de llimona

1 cullerada d'ajvar de menta

Afegiu sal al gust

mètode

- Barregeu tots els ingredients en un bol per combinar bé.
- Serviu immediatament.

Methi Gota

(boleta de fenogrec fregida)

Per 20

Ingredients

500 g / 1 lb 2 oz besan*

45 g de farina integral

125 g de iogurt

4 cullerades d'oli vegetal refinat més extra per fregir

2 culleradetes de bicarbonat de sodi

50 g de fulles fresques de fenogrec, tallades fines

50 g de fulles de coriandre ben picades

1 plàtan madur, pelat i triturat

1 cullerada de llavors de coriandre

10-15 grans de pebre negre

2 pebrots verds

½ culleradeta de pasta de gingebre

½ culleradeta de garam masala

Un polsim d'asafètida

1 culleradeta de xili en pols

Afegiu sal al gust

mètode

- Barrejar la besana, la farina i el iogurt.
- Afegiu-hi 2 cullerades d'oli i bicarbonat de sodi. Deixar fermentar durant 2-3 hores.
- Afegiu tots els ingredients restants excepte l'oli. Barrejar bé per obtenir una mescla espessa.
- Escalfeu 2 cullerades d'oli i afegiu-les a la massa. Barrejar bé i reservar 5 minuts.
- Escalfeu l'oli restant en una cassola. Aboqueu cullerades petites de massa a l'oli i fregiu-los fins que estiguin daurats.
- Escórrer sobre paper absorbent. Servir calent.

Idli

(pastís d'arròs cuit)

Per a 4 persones

Ingredients

500g / 1lb 2oz d'arròs, remullat durant la nit

300 g / 10 oz d'urad dhal*, remull durant la nit

1 cullerada de sal

Una mica de bicarbonat de sodi

Oli vegetal refinat per a la lubricació

mètode

- Escorreu l'arròs i el dhal i tritureu junts.
- Afegiu sal i bicarbonat de sodi. Deixar reposar 8-9 hores perquè fermenta.
- Unteu els motlles de pastissos. Aboqueu-hi la barreja d'arròs i dhal perquè estiguin mig plens. Cuina al vapor durant 10-12 minuts.
- Excava l'idli. Serviu calent amb ajvar de coco

Idli Plus

(pastís d'arròs al vapor amb amaniment)

Per a 6 persones

Ingredients

500g / 1lb 2oz d'arròs, remullat durant la nit

300 g / 10 oz d'urad dhal*, remull durant la nit

1 cullerada de sal

¼ culleradeta de cúrcuma

1 cullerada de sucre granulat

Afegiu sal al gust

1 cullerada d'oli vegetal refinat

½ culleradeta de llavors de comí

½ culleradeta de llavors de mostassa

mètode

- Escorreu l'arròs i el dhal i tritureu junts.
- Afegiu-hi sal i deixeu-ho reposar 8-9 hores perquè fermenta.
- Afegiu la cúrcuma, el sucre i la sal. Barrejar bé i reservar.
- Escalfeu l'oli en una olla. Afegiu-hi el comí i les llavors de mostassa. Deixeu-los pop durant 15 segons.
- Afegiu la barreja d'arròs i dhal. Cobrir amb una tapa i coure durant 10 minuts.
- Desplegueu i gireu la barreja. Tornar a tapar i coure durant 5 minuts.
- Perfora l'idli amb una forquilla. Si la forquilla surt neta, el idli està llest.
- Talleu a trossos i serviu calent amb ajvar de coco

Entrepà de Masala

per 6

Ingredients

2 culleradetes d'oli vegetal refinat

1 ceba petita picada finament

¼ culleradeta de cúrcuma

1 tomàquet gran, picat finament

1 patata gran, bullida i triturada

1 cullerada de pèsols bullits

1 culleradeta de chaat masala*

Afegiu sal al gust

10 g de fulles de coriandre picades

50 g de mantega

12 llesques de pa

mètode

- Escalfeu l'oli en una olla. Afegiu la ceba i sofregiu fins que estigui translúcid.
- Afegiu la cúrcuma i el tomàquet. Sofregiu en una paella a foc mitjà durant 2-3 minuts.
- Afegiu les patates, els pèsols, el chaat masala, la sal i les fulles de coriandre. Barrejar bé i coure un minut a foc lent. Deixar de banda.
- Untar les llesques de pa amb mantega. Repartiu una capa de barreja de verdures en sis llesques. Cobrir amb les rodanxes restants i coure a la planxa durant 10 minuts. Gireu i torneu a coure durant 5 minuts. Servir calent.

Kebab amb menta

per 8

Ingredients

10 g de fulles de menta ben picades

500 g de formatge de cabra, escorregut

2 culleradetes de farina de blat de moro

10 anacards, picats gruixuts

½ culleradeta de pebre negre mòlt

1 culleradeta d'amchoor*

Afegiu sal al gust

Oli vegetal refinat per fregir

mètode

- Barregeu tots els ingredients excepte l'oli. Pastar fins a obtenir una massa suau però compacta. Dividiu-los en 8 boles de la mida d'una llimona i aixafeu-los.
- Escalfeu l'oli en una olla. Fregiu les broquetes a foc mitjà fins que estiguin daurades.
- Serviu calent amb chutney de menta

Verdures Sevia Upma

(Snack amb vermicelli de verdures)

Per a 4 persones

Ingredients

5 cullerades d'oli vegetal refinat

1 pebrot verd gran, picat finament

¼ de culleradeta de llavors de mostassa

2 pebrots verds, tallats al llarg

200 g de fideus

8 fulles de curri

Afegiu sal al gust

Un polsim d'asafètida

50 g de mongetes ben picades

1 pastanaga, picada finament

50 g de pèsols congelats

1 ceba gran picada finament

25 g de fulles de coriandre escasses, ben picades

Suc d'1 llimona (opcional)

mètode

- Escalfeu 2 cullerades d'oli en una cassola. Fregiu el pebrot verd durant 2-3 minuts. Deixar de banda.
- En una altra olla, escalfeu 2 cullerades d'oli. Afegiu llavors de mostassa. Deixeu-los pop durant 15 segons.
- Afegiu-hi els pebrots verds i els fideixos. Fregir durant 1-2 minuts a foc mitjà, remenant de tant en tant. Afegiu les fulles de curri, la sal i l'asafètida.
- Cobrir amb una mica d'aigua i afegir el pebrot verd fregit, les mongetes verdes, les pastanagues, els pèsols i la ceba. Barrejar bé i coure durant 3-4 minuts a foc mitjà.
- Cobrir amb una tapa i coure un minut més.
- Espolvorear amb fulles de coriandre i suc de llimona. Serviu calent amb ajvar de coco

Bhel

(aperitiu d'arròs inflat)

Per a 4-6 persones

Ingredients

2 patates grans bullides i tallades a daus

2 cebes grans ben picades

125 g de cacauets torrats

2 cullerades de comí mòlt, torrat en sec

300 g / 10 oz de barreja de Bhel

250 g d'ajvar de mango calent i dolç

60 g d'ajvar de menta

Afegiu sal al gust

25 g / 1 unça de fulles de coriandre escasses, picades

mètode

- Barregeu patates, cebes, cacauets i comí mòlt amb Bhel Mix. Afegiu-hi els dos ajvars i la sal. Començà a barrejar.
- Col·loqueu fulles de coriandre per sobre. Serviu immediatament.

Sabudana Khichdi

(Aperitiu de sagú amb patates i cacauets)

Per a 6 persones

Ingredients

300 g de sagú

250 ml / 8 fl oz d'aigua

250 g de cacauets mòlts gruixuts

Afegiu sal al gust

2 culleradetes de sucre granulat

25 g / 1 unça de fulles de coriandre escasses, picades

2 cullerades d'oli vegetal refinat

1 culleradeta de llavors de comí

5-6 pebrots verds, ben picats

100 g de patates bullides i picades

mètode

- Remull el sagú durant la nit en aigua. Afegiu-hi els cacauets, la sal, el sucre granulat i les fulles de coriandre i barregeu-ho bé. Deixar de banda.
- Escalfeu l'oli en una olla. Afegiu llavors de comí i xiles verds. Fregir durant uns 30 segons.
- Afegiu-hi les patates i salteu-les durant 1-2 minuts a foc mitjà.
- Afegiu la barreja de sagú. Barrejar i barrejar bé.
- Cobrir amb una tapa i coure a foc lent durant 2-3 minuts. Servir calent.

Un simple dhokla

(Pastís senzill al vapor)

Pel dia 25

Ingredients

250 g de chana dhal*, posar en remull durant la nit i escórrer

2 pebrots verds

1 culleradeta de pasta de gingebre

Un polsim d'asafètida

½ culleradeta de bicarbonat de sodi

Afegiu sal al gust

2 cullerades d'oli vegetal refinat

½ culleradeta de llavors de mostassa

4-5 fulles de curri

4 cullerades de coco fresc, ratllat

10 g de fulles de coriandre picades

mètode

- Tritureu el dhal fins a obtenir una pasta gruixuda. Deixeu-ho coure durant 6-8 hores.
- Afegiu-hi pebrots verds, pasta de gingebre, asafètida, bicarbonat de sodi, sal, 1 cullerada d'oli i una mica d'aigua. Barrejar bé.
- Unteu un motlle rodó de pastís de 20 cm de diàmetre i ompliu-lo de massa.
- Cuina al vapor durant 10-12 minuts. Deixar de banda.
- Escalfeu l'oli restant en una cassola. Afegiu llavors de mostassa i fulles de curri. Deixeu-los pop durant 15 segons.
- Aboqueu-ho sobre el dhokla. Decoreu amb fulles de coco i coriandre. Talleu a trossos i serviu calent.

Patates Jaldi

Per a 4 persones

Ingredients

2 culleradetes d'oli vegetal refinat

1 culleradeta de llavors de comí

1 bitxo verd, picat

½ culleradeta de sal negra

1 culleradeta d'amchoor*

1 culleradeta de coriandre mòlt

4 patates grans, bullides i tallades a daus

2 cullerades de fulles de coriandre picades

mètode

- Escalfeu l'oli en una olla. Afegiu-hi les llavors de comí i deixeu-les explotar durant 15 segons.
- Afegiu tots els altres ingredients. Barrejar bé. Cuini a foc lent durant 3-4 minuts. Servir calent.

Dhokla taronja

(Pastís de taronja al vapor)

Pel dia 25

Ingredients

50 g de sèmola

250 g / 9 oz de besana*

250 ml de crema agra

Afegiu sal al gust

100 ml / 3½ fl oz d'aigua

4 grans d'all

1 cm d'arrel de gingebre

3-4 pebrots verds

100 g de pastanaga ratllada

¾ culleradeta de bicarbonat de sodi

¼ culleradeta de cúrcuma

Oli vegetal refinat per a la lubricació

1 culleradeta de llavors de mostassa

10-12 fulles de curri

50 g de coco ratllat

25 g de fulles de coriandre escasses, ben picades

mètode

- Barrejar sèmola, besan, crema agra, sal i aigua. Deixar fermentar durant la nit.
- Tritureu l'all, el gingebre i el xili.
- Afegiu-hi a la massa fermentada juntament amb pastanagues, bicarbonat de sodi i cúrcuma. Barrejar bé.
- Untem un motlle rodó de 20 cm de diàmetre amb una mica d'oli. Aboqueu-hi la massa. Coeu al vapor durant uns 20 minuts. Deixar refredar i tallar a trossos.
- Escalfeu una mica d'oli en una olla. Afegiu llavors de mostassa i fulles de curri. Fregiu-los durant 30 segons. Aboqui-ho sobre un tros de dhokla.
- Decoreu amb fulles de coco i coriandre. Servir calent.

Col Muthia

(croquetes de col al vapor)

Per a 4 persones

Ingredients

250 g de farina integral

100 g de col picada

½ culleradeta de pasta de gingebre

½ culleradeta de pasta d'all

Afegiu sal al gust

2 culleradetes de sucre

1 cullerada de suc de llimona

2 cullerades d'oli vegetal refinat

1 culleradeta de llavors de mostassa

1 cullerada de fulles de coriandre picades

mètode

- Barrejar farina, col, pasta de gingebre, pasta d'all, sal, sucre, suc de llimona i 1 cullerada d'oli. Pastar fins a obtenir una massa flexible.
- Feu 2 rotllos llargs amb la massa. Cuina al vapor durant 15 minuts. Deixar refredar i tallar a rodanxes. Deixar de banda.
- Escalfeu l'oli restant en una cassola. Afegiu llavors de mostassa. Deixeu-los pop durant 15 segons.
- Afegiu-hi els anells tallats a rodanxes i fregiu-los a foc mitjà fins que estiguin daurats. Decoreu amb fulles de coriandre i serviu calent.

Rava Dhokla

(pastís de sèmola al vapor)

Fa 15-18

Ingredients

200 g de sèmola

240 ml de crema agra

2 culleradetes de pebrot verd

Afegiu sal al gust

1 culleradeta de xili vermell en pols

1 culleradeta de pebre negre mòlt

mètode

- Barrejar sèmola i crema agra. Fermentar durant 5-6 hores.
- Afegiu-hi pebrots verds i sal. Barrejar bé.
- Poseu la barreja de sèmola en un motlle rodó de 20 cm de diàmetre. Espolvorear amb xili en pols i pebre. Cuina al vapor durant 10 minuts.
- Talleu a trossos i serviu calent amb chutney de menta

Chapatti Upma

(Moscat ràpid Chapatti)

Per a 4 persones

Ingredients

6 xapatis sobrants trencats a trossos petits

2 cullerades d'oli vegetal refinat

¼ de culleradeta de llavors de mostassa

10-12 fulles de curri

1 ceba mitjana, picada

2-3 pebrots verds, ben picats

¼ culleradeta de cúrcuma

Suc d'1 llimona

1 culleradeta de sucre

Afegiu sal al gust

10 g de fulles de coriandre picades

mètode

- Escalfeu l'oli en una olla. Afegiu llavors de mostassa. Deixeu-los pop durant 15 segons.
- Afegiu les fulles de curri, la ceba, el xile i la cúrcuma. Fregiu a foc mitjà fins que la ceba es torni marró clar. Afegiu xapatis.
- Espolvorear amb suc de llimona, sucre i sal. Barrejar bé i coure a foc mitjà durant 5 minuts. Decoreu amb fulles de coriandre i serviu calent.

Mung Dhokla

(Pastís de mongetes mungo al vapor)

Això en fa uns 20

Ingredients

250 g / 9 oz mung dhal*, remull durant 2 hores

150 ml de crema agra

2 cullerades d'aigua

Afegiu sal al gust

2 pastanagues ratllades o 25 g de col ratllada

mètode

- Escorreu i tritureu el dhal.
- Afegiu la crema agra i l'aigua i deixeu fermentar durant 6 hores. Afegiu sal i barregeu bé per formar una massa.
- Unteu un motlle rodó de 20 cm de diàmetre i aboqueu-hi la massa. Espolvorear amb pastanaga o col. Cuina al vapor durant 7-10 minuts.
- Tallar a trossos i servir amb chutney de menta

Costella de carn de Mughlai

(Colleta rica de carn)

per 12

Ingredients

1 culleradeta de pasta de gingebre

1 culleradeta de pasta d'all

Afegiu sal al gust

500 g de xai desossat, picat

240 ml / 8 fl oz d'aigua

1 cullerada de comí mòlt

¼ culleradeta de cúrcuma

Oli vegetal refinat per fregir

2 ous batuts

50 g de pa ratllat

mètode

- Barrejar la pasta de gingebre, la pasta d'all i la sal. Marinar el xai en aquesta barreja durant 2 hores.
- Cuini el xai en una cassola amb aigua a foc mitjà fins que estigui tendre. Guardeu la sopa i deixeu el xai de banda.
- Afegiu el comí i la cúrcuma a la sopa. Barrejar bé.
- Transferiu la sopa a l'olla i deixeu-ho coure fins que s'evapori l'aigua. Torneu a marinar el xai en aquesta barreja durant 30 minuts.
- Escalfeu l'oli en una olla. Submergeix cada tros de xai en ou batut, enrotlla amb pa ratllat i sofregim fins que estigui daurat. Servir calent.

Masala Go

(boleta fregida picant)

pel dia 15

Ingredients

300 g / 10 oz de chana dhala*, submergit en 500 ml d'aigua durant 3-4 hores

50 g de ceba, ben picada

25 g / 1 unça de fulles de coriandre escasses, picades

25 g / 1 unça de fulles d'anet escasses, tallades finament

½ culleradeta de llavors de comí

Afegiu sal al gust

3 cullerades d'oli vegetal refinat més extra per fregir

mètode

- Tritureu el dhal gruixut. Barrejar amb tots els ingredients excepte l'oli.
- Afegiu 3 cullerades d'oli a la barreja dhal. Feu mandonguilles rodones i planes.
- Escalfeu l'oli restant en una paella antiadherent. Enfornar les mandonguilles. Servir calent.

Chivda de col

(Snack de col i arròs batut)

Per a 4 persones

Ingredients

100 g de col, ben picada

Afegiu sal al gust

3 cullerades d'oli vegetal refinat

125 g de cacauets

150 g de chana dhal*, coure

1 culleradeta de llavors de mostassa

Un polsim d'asafètida

200 g / 7 oz de pa ratllat*, remullat amb aigua

1 culleradeta de pasta de gingebre

4 culleradetes de sucre

1 ½ cullerades de suc de llimona

25 g / 1 unça de fulles de coriandre escasses, picades

mètode

- Barrejar la col amb la sal i reservar durant 10 minuts.
- Escalfeu 1 cullerada d'oli en una paella antiadherent. Fregiu cacauets i chana dhal durant 2 minuts a foc mitjà. Escórrer i reservar.
- Escalfeu l'oli restant en una paella antiadherent. Fregiu llavors de mostassa, asafètida i col durant 2 minuts. Espolvorear una mica d'aigua, tapar amb una tapa i coure a foc lent durant 5 minuts. Afegiu poha, pasta de gingebre, sucre, suc de llimona i sal. Barrejar bé i coure durant 10 minuts.
- Decoreu amb fulles de coriandre, cacauets fregits i dhala. Servir calent.

Pa de Besan Bhajji

(aperitiu de pa i farina de grams)

Pels 32

Ingredients

175 g / 6 oz Besan*

1250 ml / 5 fl oz d'aigua

½ culleradeta de llavors d'ajowan

Afegiu sal al gust

Oli vegetal refinat per fregir

8 llesques de pa, tallades per la meitat

mètode

- Feu una massa espessa barrejant besan amb aigua. Afegiu les llavors d'ajowan i la sal. Bateu bé.
- Escalfeu l'oli en una paella antiadherent. Submergeix els trossos de pa a la massa i fregim fins que estiguin daurats. Servir calent.

Methi Seekh Kebab

(Broquetes de menta amb fulles de fenogrec)

Fa 8-10

Ingredients

100 g de fulles de fenogrec picades

3 patates grans, bullides i triturades

1 culleradeta de pasta de gingebre

1 culleradeta de pasta d'all

4 pebrots verds, ben picats

1 culleradeta de comí mòlt

1 culleradeta de coriandre mòlt

½ culleradeta de garam masala

Afegiu sal al gust

2 cullerades de pa ratllat

Oli vegetal refinat per a la base

mètode

- Barregeu tots els ingredients excepte l'oli. Forma de mandonguilles.
- Broqueu i feu a la brasa sobre carbó vegetal, regant amb oli i donant voltes de tant en tant. Servir calent.

Jhinga Hariyali

(gamba verda)

Per 20

Ingredients

Afegiu sal al gust

Suc d'1 llimona

20 gambes, pelades i desvenades (conservar la cua)

75 g de fulles de menta ben picades

75 g de fulles de coriandre picades

1 culleradeta de pasta de gingebre

1 culleradeta de pasta d'all

Una mica de garam masala

1 cullerada d'oli vegetal refinat

1 ceba petita, tallada a rodanxes

mètode

- Frega les gambes amb sal i suc de llimona. Deixar de banda durant 20 minuts.
- Tritureu 50 g de fulles de menta, 50 g de fulles de coriandre, pasta de gingebre, pasta d'all i garam masala.
- Afegiu-hi a les gambes i reserveu-ho durant 30 minuts. Espolseu oli per sobre.
- Broqueu els llagostins i feu-los a la planxa sobre carbó, donant-los la volta de tant en tant.
- Decoreu amb les fulles restants de coriandre i menta i la ceba tallada a rodanxes. Servir calent.

Methi Adai

(crepe de fenogrec)

Fa 20-22

Ingredients

100 g d'arròs

100 g / 3½ oz d'urad dhal*

100 g / 3½ oz de mung dhal*

100 g de chana dhal*

100 g de masoor dal*

Un polsim d'asafètida

6-7 fulles de curri

Afegiu sal al gust

50 g de fulles de fenogrec fresques picades

Oli vegetal refinat per a la lubricació

mètode

- Poseu en remull l'arròs i el dhal junts durant 3-4 hores.
- Escorreu l'arròs i el dhal i afegiu-hi l'asafètida, les fulles de curri i la sal. Triturar aproximadament i deixar fermentar durant 7 hores. Afegiu fulles de fenogrec.
- Unteu la paella i escalfeu-la. Afegiu-hi una cullerada de la barreja aixecada i repartiu-ho fins a obtenir una creps. Tapeu les vores amb una mica d'oli i deixeu-ho coure a foc mitjà durant 3-4 minuts. Gireu i deixeu coure 2 minuts més.
- Repetiu per a la resta de la massa. Serviu calent amb ajvar de coco

Pèsols xaat

Per a 4 persones

Ingredients

2 culleradetes d'oli vegetal refinat

½ culleradeta de llavors de comí

300 g de pèsols en conserva

½ culleradeta d'amchoor*

¼ culleradeta de cúrcuma

¼ de culleradeta de garam masala

1 culleradeta de suc de llimona

Arrel de gingebre de 5 cm, pelat i tallat en juliana

mètode

- Escalfeu l'oli en una olla. Afegiu-hi les llavors de comí i deixeu-les explotar durant 15 segons. Afegiu pèsols, amboor, cúrcuma i garam masala. Barrejar bé i coure durant 2-3 minuts, remenant de tant en tant.
- Decoreu amb suc de llimona i gingebre. Servir calent.

Shingada

(bengalí salat)

Fa 8-10

Ingredients

2 cullerades d'oli vegetal refinat més extra per fregir

1 culleradeta de llavors de comí

200 g de pèsols bullits

2 patates, bullides i picades

1 culleradeta de coriandre mòlt

Afegiu sal al gust

Per a la pastisseria:

350 g de farina blanca llisa

¼ culleradeta de sal

Una mica d'aigua

mètode

- Escalfeu 2 cullerades d'oli en una cassola. Afegiu llavors de comí. Deixeu-los pop durant 15 segons. Afegiu els pèsols, les patates, el coriandre mòlt i la sal. Barrejar bé i fregir a foc mitjà durant 5 minuts. Deixar de banda.
- Feu cons de massa amb ingredients de pastisseria, com a la recepta de samosa de patata. Ompliu els cons amb la barreja de verdures i tanqueu-los.
- Escalfeu l'oli restant en una paella antiadherent. Fregiu els cons a foc mitjà fins que estiguin daurats. Serviu calent amb chutney de menta

Ceba Bhajia

(Pacakes amb ceba)

Per 20

Ingredients

250 g / 9 oz de besana*

4 cebes grans, tallades a rodanxes fines

Afegiu sal al gust

½ culleradeta de cúrcuma

150 ml d'aigua

Oli vegetal refinat per fregir

mètode

- Barrejar el besan, la ceba, la sal i la cúrcuma. Afegir aigua i barrejar bé.
- Escalfeu l'oli en una paella antiadherent. Afegiu cullerades de la barreja i fregiu fins que estiguin daurades. Escórrer sobre paper absorbent i servir calent.

Bagani Murgh

(Pollastre a la pasta d'anacard)

per 12

Ingredients

500 g / 1lb 2 oz de pollastre desossat, tallat a daus

1 ceba petita, tallada a rodanxes

1 tomàquet, tallat a rodanxes

1 cogombre, tallat a rodanxes

1 culleradeta de pasta de gingebre

1 culleradeta de pasta d'all

2 pebrots verds, ben picats

10 g de fulles de menta, mòltes

10 g de fulles de coriandre, mòltes

Afegiu sal al gust

Per a la marinada:

6-7 anacards, mòlts en una pasta

2 cullerades de nata líquida

mètode

- Barregeu els ingredients de la marinada. Marinar el pollastre en aquesta barreja durant 4-5 hores.
- A la brasa les broquetes al carbó, girant-les de tant en tant.
- Decoreu amb ceba, tomàquet i cogombre. Servir calent.

Tikki de patata

(Mandonguilles de patates)

per 12

Ingredients

4 patates grans, bullides i triturades

1 culleradeta de pasta de gingebre

1 culleradeta de pasta d'all

Suc d'1 llimona

1 ceba gran picada finament

25 g / 1 unça de fulles de coriandre escasses, picades

¼ de culleradeta de xili en pols

Afegiu sal al gust

2 cullerades de farina d'arròs

3 cullerades d'oli vegetal refinat

mètode

- Barregeu les patates amb la pasta de gingebre, la pasta d'all, el suc de llimona, la ceba, les fulles de coriandre, el xili en pols i la sal. Pastar bé. Forma de mandonguilles.
- Espolvorear les mandonguilles amb farina d'arròs.
- Escalfeu l'oli en una paella antiadherent. Fregiu les mandonguilles a foc mitjà fins que estiguin daurades. Escórrer i servir calent amb chutney de menta.

Batata Go

(Bolla de boles de patata Phena a la massa)

Fa 12-14

Ingredients

1 culleradeta d'oli vegetal refinat més un additiu per fregir

½ culleradeta de llavors de mostassa

½ culleradeta d'urad dhal*

½ culleradeta de cúrcuma

5 patates, bullides i triturades

Afegiu sal al gust

Suc d'1 llimona

250 g / 9 oz de besana*

Un polsim d'asafètida

120 ml d'aigua

mètode

- Escalfeu 1 culleradeta d'oli en una paella antiadherent. Afegiu llavors de mostassa, urad dhal i cúrcuma. Deixeu-los pop durant 15 segons.
- Aboqueu-ho sobre les patates. Afegiu-hi també sal i suc de llimona. Barrejar bé.
- Dividiu la barreja de patates en patates de la mida d'una nou. Deixar de banda.
- Barreja la besana, l'asafètida, la sal i l'aigua per fer una pasta.
- Escalfeu l'oli restant en una paella antiadherent. Submergeu les boles de patates a la massa i fregiu-les fins que estiguin daurades. Escórrer i servir amb chutney de menta.

Mini kebab de pollastre

per 8

Ingredients

350 g de pollastre, picat

125 g / 4½ oz de Besan*

1 ceba gran picada finament

½ culleradeta de pasta de gingebre

½ culleradeta de pasta d'all

1 culleradeta de suc de llimona

¼ de culleradeta de cardamom verd en pols

1 cullerada de fulles de coriandre picades

Afegiu sal al gust

1 cullerada de llavors de sèsam

mètode

- Barregeu tots els ingredients, excepte les llavors de sèsam.
- Divideix la barreja en boles i espolvora amb llavors de sèsam.
- Coure al forn a 190ºC (375ºF, marca de gas 5) durant 25 minuts. Serviu calent amb chutney de menta.

Lents Rissol

per 12

Ingredients

2 cullerades d'oli vegetal refinat més extra per fregir

2 cebes petites, tallades finament

2 pastanagues, ben picades

600 g / 1 lb 5 oz masoor dhal*

500 ml / 16 fl oz d'aigua

2 cullerades de coriandre mòlt

Afegiu sal al gust

25 g / 1 unça de fulles de coriandre escasses, picades

100 g de pa ratllat

2 cullerades de farina blanca natural

1 ou, batut

mètode

- Escalfeu 1 cullerada d'oli en una paella antiadherent. Afegiu la ceba i la pastanaga i sofregiu-ho a foc mitjà durant 2-3 minuts, remenant sovint. Afegiu masoor dhal, aigua, coriandre mòlt i sal. Coure durant 30 minuts tot remenant.
- Afegiu les fulles de coriandre i la meitat del pa ratllat. Barrejar bé.
- Donar forma a les salsitxes i espolvorear amb farina. Submergeix les mandonguilles a l'ou batut i enrotlla-les amb la resta de pa ratllat. Deixar de banda.
- Escalfeu l'oli restant. Fregiu les mandonguilles fins que estiguin daurades, girant-les una vegada. Serviu calent amb ajvar de coco verd.

Poha nutritiu

Per a 4 persones

Ingredients

1 cullerada d'oli vegetal refinat

125 g de cacauets

1 ceba picada finament

¼ culleradeta de cúrcuma

Afegiu sal al gust

1 patata, bullida i picada

200 g / 7 oz de pa ratllat*, deixar-ho en remull durant 5 minuts i escórrer

1 culleradeta de suc de llimona

1 cullerada de fulles de coriandre picades

mètode

- Escalfeu l'oli en una olla. Fregiu cacauets, ceba, cúrcuma i sal a foc mitjà durant 2-3 minuts.
- Afegiu patates i poha. Cuini a foc lent en una paella fins que la barreja quedi llisa.
- Decoreu amb suc de llimona i fulles de coriandre. Servir calent.

Mongetes comunes

(Mongetes amb salsa calenta)

Per a 4 persones

Ingredients

300 g / 10 oz masoor dhal*, remull en aigua calenta durant 20 minuts

¼ culleradeta de cúrcuma

Afegiu sal al gust

50 g de mongetes ben picades

240 ml / 8 fl oz d'aigua

1 cullerada d'oli vegetal refinat

¼ de culleradeta de llavors de mostassa

Unes quantes fulles de curri

Afegiu sal al gust

mètode

- Barregeu el dhal, la cúrcuma i la sal. Tritureu fins a obtenir una pasta gruixuda.
- Cuina al vapor durant 20-25 minuts. Deixar refredar durant 20 minuts. Esmicoleu la barreja amb els dits. Deixar de banda.
- Coure les mongetes verdes amb aigua i una mica de sal en una olla a foc mitjà fins que estiguin toves. Deixar de banda.
- Escalfeu l'oli en una olla. Afegiu llavors de mostassa. Deixeu-los pop durant 15 segons. Afegiu les fulles de curri i el dhal esmicolat.
- Sofregim uns 3-4 minuts a foc mitjà fins que s'estovin. Afegiu les mongetes cuites i barregeu-ho bé. Servir calent.

Chutney Pakoda de pa

Per a 4 persones

Ingredients

250 g / 9 oz de besana*

150 ml d'aigua

½ culleradeta de llavors d'ajowan

125 g d'ajvar de menta

12 llesques de pa

Oli vegetal refinat per fregir

mètode

- Barregeu besan amb aigua per obtenir una consistència de massa de creps. Afegiu les llavors d'ajowan i barregeu-ho suaument. Deixar de banda.
- Unteu mostassa de menta sobre una llesca de pa i poseu-hi una altra per sobre. Repetiu-ho per a totes les llesques de pa. Talleu-los en diagonal per la meitat.
- Escalfeu l'oli en una paella antiadherent. Submergeix els rotllos a la massa i fregim a foc mitjà fins que estiguin daurats. Serviu calent amb salsa de tomàquet.

Methi Khakra Delicia

(aperitiu de fenogrec)

per al 16

Ingredients

50 g de fulles fresques de fenogrec, tallades fines

300 g de farina integral

1 culleradeta de xili en pols

¼ culleradeta de cúrcuma

½ culleradeta de coriandre mòlt

1 cullerada d'oli vegetal refinat

Afegiu sal al gust

120 ml d'aigua

mètode

- Barrejar tots els ingredients. Pastar fins a obtenir una massa suau però compacta.
- Dividiu la massa en 16 boles de la mida d'una llimona. Enrotlleu-los en discos molt prims.
- Escalfeu una paella plana. Col·loqueu els discos en un plat pla i enforneu fins que quedin cruixents. Repetiu per a l'altre costat. Emmagatzemar en un recipient tancat hermèticament.

Costella verda

per 12

Ingredients

200 g d'espinacs, ben picats

4 patates, bullides i triturades

200 g / 7 oz de mung dhal*, bullit i puré

25 g / 1 unça de fulles de coriandre escasses, picades

2 pebrots verds, ben picats

1 culleradeta de garam masala

1 ceba gran picada finament

Afegiu sal al gust

1 culleradeta de pasta d'all

1 culleradeta de pasta de gingebre

Oli vegetal refinat per fregir

250 g de pa ratllat

mètode

- Barrejar els espinacs i les patates. Afegiu mung dhal, fulles de coriandre, bitxos verds, garam masala, ceba, sal, pasta d'all i pasta de gingebre. Pastar bé.
- Dividiu la barreja en trossos de la mida d'unes nous i doneu-li forma a costelles.
- Escalfeu l'oli en una paella antiadherent. Enrotlleu les costelles amb pa ratllat i fregiu-les fins que estiguin daurades. Servir calent.

Handvo

(Pastís de sèmola salada)

Per a 4 persones

Ingredients

100 g de sèmola

125 g / 4½ oz de Besan*

200 g de iogurt

25 g / ampolla molt petita d'1 oz de carbassó ratllat

1 pastanaga, ratllada

25 g / 1 unça de pèsols verds

½ culleradeta de cúrcuma

½ culleradeta de xili en pols

½ culleradeta de pasta de gingebre

½ culleradeta de pasta d'all

1 bitxo verd, picat finament

Afegiu sal al gust

Un polsim d'asafètida

½ culleradeta de bicarbonat de sodi

4 cullerades d'oli vegetal refinat

¾ culleradeta de llavors de mostassa

½ culleradeta de llavors de sèsam

mètode

- Barregeu la sèmola, la besana i el iogurt en una olla. Afegiu-hi la carbassa ratllada i la pastanaga i els pèsols.
- Afegiu la cúrcuma, el xile en pols, la pasta de gingebre, la pasta d'all, el xili verd, la sal i l'asafètida per fer una pasta. Ha de tenir la consistència de la massa de pastissos. Si no, afegiu-hi unes quantes cullerades d'aigua.
- Afegiu el bicarbonat de sodi i barregeu-ho bé. Deixar de banda.
- Escalfeu l'oli en una olla. Afegiu-hi la mostassa i les llavors de sèsam. Deixeu-los pop durant 15 segons.
- Aboqueu la massa a la cassola. Cobrir amb una tapa i coure a foc lent durant 10-12 minuts.
- Destapa i gira amb cura la massa amb una espàtula. Tornar a tapar i coure a foc lent durant 15 minuts més.
- Punxeu amb una forquilla per comprovar que està fet. Si es cou, la forquilla estarà neta. Servir calent.

Ghugra

(creixent amb centres de verdures salades)

Per a 4 persones

Ingredients

5 cullerades d'oli vegetal refinat més extra per fregir

Un polsim d'asafètida

400 g de pèsols en conserva, mòlts

250 ml / 8 fl oz d'aigua

Afegiu sal al gust

5 cm d'arrel de gingebre ben picada

2 culleradetes de suc de llimona

1 cullerada de fulles de coriandre picades

350 g de farina integral

mètode

- Escalfeu 2 cullerades d'oli en una cassola. Afegiu l'asafètida. Quan surti, afegiu-hi els pèsols i 120 ml d'aigua. Coure a foc mitjà durant 3 minuts.

- Afegiu sal, gingebre i suc de llimona. Barrejar bé i coure 5 minuts més. Espolvorear amb fulles de coriandre i reservar.

- Barregeu la farina amb la sal, l'aigua restant i 3 cullerades d'oli. Dividiu-les en boles i enrotlleu-les en discos rodons d'un diàmetre de 10 cm.

- Poseu una mica de barreja de pèsols a cada disc perquè la meitat del disc quedi cobert amb la barreja. Doblegueu l'altra meitat per fer una "D". Tanqueu unint les vores.

- Escalfeu l'oli. Fregiu les ghugras a foc mitjà fins que estiguin daurades. Servir calent.

Kebab de plàtan

Per 20

Ingredients

6 plàtans verds

1 culleradeta de pasta de gingebre

250 g / 9 oz de besana*

25 g / 1 unça de fulles de coriandre escasses, picades

½ culleradeta de xili en pols

1 culleradeta d'amchoor*

Suc d'1 llimona

Afegiu sal al gust

240 ml / 8 fl oz d'oli vegetal refinat per fregir poc profund

mètode

- Bulliu els plàtans a la seva pell durant 10-15 minuts. Escórrer i pelar.

- Barrejar amb la resta d'ingredients, excepte l'oli. Forma de mandonguilles.

- Escalfeu l'oli en una paella antiadherent. Fregiu les mandonguilles fins que estiguin daurades. Servir calent.

www.ingramcontent.com/pod-product-compliance
Lightning Source LLC
Chambersburg PA
CBHW071141080526
44587CB00013B/1700